いつも元気な人は何を食べているのか

食べ合わせを変えるだけで見た目もカラダも若返る！

白鳥早奈英

KKロングセラーズ

まえがき

世の中が進歩して、社会の仕組みから年功序列がくずれ去って久しくなりますが、これは何も社会の仕組みばかりではなくなってきています。

あの世からのお迎えも例外ではなくなってきているのです。

ある程度人生を生きながらえて、体のあちこちにガタがきて、縫《ぬ》ったり貼ったり、埋め込んだりしても、どうにも修復不可能になってきて、本人も心の底で「そろそろお迎えも近いかもしれない」などと覚悟してから、この世とお別れするのであれば、本人も周囲も納得がいくのでしょうが、最近のそれは、そんなものではないのです。

何の前ぶれもなく、ある日突然物言わぬ人となってしまったり、あるいは、何やら不可解なものを感じて、〝もしや〟と病院に馳せ参じると、もう手遅れになっている。体中が蝕《むし》ばまれていて、手の施しようもなく、余命いくばくもない有様です。

「なんで、この私がこんなことに…」などとボヤいても始まりません。悲しいことですが。ガンだの、エイズだの、人食いバクテリアだのと、科学が進歩した代わりに、この二一世紀、多くの奇病珍病をも生み出しています。

大気汚染なども原因の一つですが、食の乱れも大きな要因です。以前は、自然にできた食品を生きるために食べていたのですが、今は、人工的に作った食品を、生きるためだけでなく、快楽のために食べるようになっています。

食欲は性欲と並ぶ人間の二大本能ですから、大いに楽しむのもよいのでしょうが、飽食時代を迎えて、それが度を越してしまっているのです。人工的に作られた食品で美食に走り過ぎてしまっているのです。自然の食品を適量に食べていた時代とは違って、今の人々は人工的な食品を大量に食べて、日々を過すようになっています。

人工的な食品には、農薬やら添加物がワンサカと使われていますが、これを一日に三度の食事でとるわけです。一日に八〇種類の添加物を口にするといわれています。当然、胃や腸の中で出会った化学物質同士が、何らかの化学反応を起こすことでしょう。考えて見れば実に恐しいことといわねばなりません。こうした時代に生きている私たちは、もっと、毎日の食生活を大切にしなければなりません。〝食は命の素〟ですが、食べ方次第で、食は毒薬にもなりかねません。

そこで、この本では、少しでも有能なあなたが、健康で長生きされることを願って、それぞれの病状に応じて、〝早死にするメニュー〟と、〝長生きするメニュー〟とにわけて具体的な食事のとり方をご紹介いたしました。

〝食は命の素〟であるだけでなく、あなたの性格や頭脳や容貌にも大きな影響を及ぼします。そのため、ここで、今までとは意識を変えていただきたいのです。これまでの気分に任せた食事あるいは、それとは反対に、無意識の内に食べる食事から、健康で長生きをする、といった〝目的意識〟を持った食事へと、食に対する態度を切り替えていただきたいのです。

そして、一回一回の食事を、大切な書類に印を押すような気持になって衿を正して、感謝の気持ちと共に召し上がっていただきたいと思うのです。

最後に、この本の執筆に当たり、鎌倉円覚寺の西尾宗哲《そうてつ》和尚、知客《ちか》高位《こうい》禅師の方々はじめ、みなさまのご協力を心より感謝申し上げます。

白鳥　早奈英

長生きするメニュー

目次

いつも元気な人は何を食べているのか

肥満
＋
油のとり過ぎ
＝
早死に

長生きするメニュー

余分な油をとる料理法

▼油のとり方

誰もがスリムで、豊かとはいえなかった時代には、風邪が万病のもといわれていましたが、豊かな時代になって、石を投げれば食べ物に当たる、といった現在には〝肥満〟こそが万病のもとといえましょう。

このあらゆる病気の元凶ともなり得る肥満を招く食べ方と、それを防ぐ食べ方について申し上げます。

ランチタイムにオフィス街の食堂に行きますと、カツ丼や天丼といった丼物やハンバーグやカレーライス、そして刺身定食、焼魚定食や中にはラーメン・餃子定食などを食べていますが、多くの人々は、油っこいものを好んで食べているのが目につきます。

お昼は一日の食事の中では、最も油っこい食事が向いているわけですが、太り気味の方は、やはりあまり油っこいものをたくさん召し上がるのは好ましくありません。かといって好物のトンカツやてんぷらやハンバーグを、いちいち気にしながら食べるというのも味気ないものです。

そこで、これらカロリーの高いものを低カロリーにする食べ方がありますので、それを申し上げましょう。

●外食する場合には、トンカツやてんぷら、ハンバーグなどには、食卓にあるお酢をスプーン一杯くらいかけましょう。

お酢がなかったら添えられているレモンを少し余分にもらってしぼりかけましょう。つけ汁やソースだけで召し上がるよりもサッパリとしておいしいですよ。

お酢やレモンに含まれているリンゴ酸、クエン酸、コハク酸といった有機酸が、脂肪の消化を助けると共に、自律神経を刺激し、エネルギー代謝を活発にしますので、ダイエット効果が得られます。

また、自宅で食べるのでしたら、油をできるだけ少なく使う調理法を工夫することです。

●揚げものは、衣をつけない素揚げが最も油を吸収しません。

次が、唐揚げ、てんぷら、フリッター（卵黄入り）、フライ、変わり揚げ（はるさめ付）といった順に、油を多く使うようになります。

●フライのときは、パン粉の粗い方が油を多く吸収しますので、細かい方を使うようにしましょう。

●あまり低い温度で揚げますと、油をどんどん吸っていきますので、適温でカラッと揚げ、揚げた後は充分に油切りをすることが大切です。

火の通りにくいものは、あらかじめ下煮しておくといったことも、材料に余分な油を浸み込ませない方法です。

●肉料理のアクはマメにすくいましょう。

老化の原因の一つとされている過酸化脂質という物質が含まれているのです。

▼糖分の多いものの食べ方

次は糖分について申し上げましょう。甘い味は、人間だけでなく地球上の多くの動物達が好む味です。蜜バチだけでなく、犬や猿も大好きです。

この甘いものも、最近はアイスクリームやシャーベットやパフェなどと冷たいものが多くなりましたが、これは、肥満により拍車をかけることになります。

おしるこを食べる場合ですが、温かいおしるこを食べる場合の方が、冷たいおしるこを食べるよりも、少なめの糖分ですむのです。

つまり、冷たくした場合の方が甘味を感じにくくなりますので、その分、余分なお砂糖が使われることになるわけです。

ダイエットをしたい場合には、温かいおしるこを食べるか、ダイエット用の甘味料を使うようにする方がよいのですが、温かいものにあまり効かない甘味料が多いようですので、ここが問題です。

それから、殿方のお好きな〝おふくろの味〟ですが、これも、太るのが気になる方には、ちょっと問題があります。

たとえば、「いもの煮っころがし」ですが、この一人分の量には、塩分が二グラム、糖分は六グラムも含まれています。塩分の一日の摂取量は成人男性八グラム以下、成人女性七グラム以下にと厚生労働省で提唱していますが、この四分の一ということになります。糖分は一日三〇グラム以内にということですが、これも五分の一の量をとってしまうことになります。

塩分と糖分とが多量に使われている「いもの煮っころがし」を食べれば当然喉が渇いてしまいます。そこで、お水やジュースを飲み、お酒の量が増えるということになってしまうわけです。

カロリーオーバーを招くことにもなるわけです。ご家庭で食べるのでしたら、あなたのために、糖分も塩分も控えめに使ってくれるでしょうが、お店ではおいしさを第一としますのでそうはいきません。大勢のお客さんの好む味付けがなされるわけです。体によいお料理イコールおいしいお料理とはいきませんから。

▼食事の回数が少ないほど太る

ダイエットのための食事の回数は、二回食より三回食が効果的なのです。さらには、五回食の方がもっと効果的といった実験報告があります。一九七五年にチェコスロバキアのファブリ博士が行った実験です。

二〇歳前後の①大学生と②中高年との二つのグループとに分けて実験は行われましたが、その内容は一日の食べる量は同じにして、それぞれのグループをさらに二回食から五回食までということで、全体を八つのグループに分けて、実験を行っています。

その結果は①②のグループとも二回食が最も肥満が多く、五回食が最も肥満が少ないといった結果となりました。つまり、食事回数が少ない方が太りやすく、多い方が太りにくいという意外な結果が出たのです。

なぜこのようなことになるのかということですが、その理由は人類の歴史にまでさかのぼるという遠大なことになります。今日でこそ、先進国といわれる国々では多くの人々は、ほぼ満足の行く食生活を送ることができる状況にあります。

しかし、こうした状況となったのはここ一〇〇年か五〇年のことでしかありません。

人類発生は四〇〇万年ともいわれますが、今日までの数百万年というものは、十分な食事にありつけない日々のなかで、人々は空腹を余儀なくされていたのです。

その気の遠くなるような歳月によって人々の体のＤＮＡは、いつ食べ物が入って来るのかもわからない状況に備えた体作りがなされたのでした。長時間食物にありつけない時に備えて食べた物を脂肪細胞に「中性脂肪」として、しっかりと貯えるという智恵を身につけたのです。

この働きにより栄養失調になることなく、健康を維持することができるという仕組みです。この仕組みは、昔のように食べ物が十分でない時は人類にとってかけがえのない有難い仕組みでした。しかし、飽食といわれる時代にあっては、この仕組みは「肥満」というおまけ付きの有難迷惑といった存在となっているのです。

「朝食抜き」など、食事の回数が減ると、飢えに対する自衛作用が働いて体脂肪が合成されやすくなります。三食規則正しく食べる方が太らないのです。

▼ごはんは冷やして食べるとダイエット効果がある

日本人にとって最高の御馳走である、温かいごはんですが、ダイエットのためには冷えたごはんをおすすめします。理由は、温かいご飯が冷める時に「レジスタントスターチ」という成分ができるからです。レジスタントスターチとは冷めた主食の中の消化されにくいでんぷんのことで、「難消化性でんぷん」ともいいます。

ごはんの主な成分はでんぷんですが、でんぷんのうち、二〇%程度が冷める過程でレジスタントスターチに変化します。このレジスタントスターチは食物繊維と同様の働きをすることで、さまざまな効果があります。

●**肥満の予防効果**――レジスタントスターチが糖質やたんぱく質の吸収をさまたげるので、ダイエット効果が得られます。

●**血糖値が上がりにくい**――インスリンが出にくくなり、血液中の糖が体脂肪になりにくい。

●**コレステロールを減らす働きがある**――食物繊維と同じように余分なコレステロールや脂肪を排出する働きがあるので、血液がサラサラになるとともに、痩せやすい体になります。

ちなみに、温かい炊きたてのごはんより冷えたごはんの方が、体内で消化されにくいアミロースという成分が多く含まれているのです。お寿司やおにぎりは、もともと冷たいままで食べるのでダイエットに最適の食品と言えます。お寿司は、さらに、お酢が使われているので、より効果的です。

あずき入りのお赤飯は、さらに、効果的なごはんといえましょう。冷えた小豆にもレジスタントスターチがありますし、日本のうるち米と消化吸収がほぼ同じ糯米《もちごめ》との組み合わせですから、理想的なごはんメニューと言えましょう。

チャーハンに適している粘りのないタイ米は、粘りの成分のアミロペクチンが少ないので、レジスタントスターチが多く、ダイエットにはより効果的といえます。

お米や豆類だけでなく、イモ類も冷たくなると同様にレジスタントスターチができます。ポテトサラダなどお勧めです。おにぎりにポテトサラダなどいかがでしょう。

お酢
＋
食物繊維
＋
とうがらし
＝
やせる

長生きするメニュー

ムリなく絶対に成功するトリプルダイエット

トリプルとは三つという意味ですが、ここでいう三つの内容は、〝お酢〟〝とうがらし〟〝食物繊維〟のことです。そこでこれを〝トリプル・ダイエット〟と呼びます。

これまでのカロリー一辺倒や食べ合わせや、ある種の食品を単品で扱うのではなく、三つの強力なダイエット効果をもたらす素材を組合わせたスーパーダイエット法です。

しかも、これら三つの素材は、ごくごくあなたの身近かにあるものばかりですので、いつでも、誰でも手軽に実行することができるというわけです。

- **お酢は必ずお宅の台所にあると思いますが、このお酢には、クエン酸、リンゴ酸、コハク酸などの有機酸が含まれていて、これがダイエット効果をもたらします。**
- **とうがらし（わさび・からしを含む）には、カプサイシンやシニグリンという辛味成分がありますが、これが、やはりダイエット効果があるのです。**

●食物繊維は、満腹感が得られ、お腹の空くのを防いでくれるなど、すぐれたダイエット効果があるのです。

この〝トリプルダイエット〟をある歌手が、某番組で、実際に三カ月で一〇キロのダイエットに挑戦しました。同時にタバコもやめるということですので、実際には一三〜一五キロのダイエットです。彼のガンバリようはすごいもので、一カ月で七キロも減量するという奮闘ぶりでした。もちろん、ダイエットは無事成功いたしました。あなたにもおすすめしたく、ここで、主旨を申し上げることにいたしましょう。

▼食酢の効用

今から七〇〇〇年前に、バビロニアではビールやワインと共に既にお酢を製造していました。水またはビールを発酵させて作られていたようで、風味材や保存料として用いられたと思われます。

味、香り、利きが酢の三大要素ですが、これは作られる原料によってそれぞれ異なっています。

お酢の成分と働き

1 **味覚成分**

お酢の酸味は、酢酸、グルコン酸、コハク酸、リンゴ酸、酒石酸など多くの有機酸が含まれます。

これらは、体の中で二酸化炭素と水にまで分解され、エネルギー源にもなります。

これらの有機酸は、自律神経を刺激し、エネルギー代謝を活発にしますのでダイエット効果が得られます。また、体の中に貯まった疲労素を分解しますので、疲れにくい体にします。

2 **香気成分**

酢酸を中心とした有機酸、アミノ酸類、糖類などが総合的に香りを発揮します。

3 **アミノ酸類**

グルタミン酸が最も多く、アスパラギン酸、プロリン、グリシンなどがあります。

グルタミン酸は旨味《うまみ》を増すのに効果的な成分です。お酢の味をまろやかにする働きがあります。一〇〇ミリリットル中に三〇ミリグラム存在すると味がよくなるといわれます。

4 糖類

お酢の中の糖類はグルコース（ブドウ糖）です。フラクトース（果糖）、マルトース、リボース、マンノースなども含まれ、これらはお酢に甘味と腰の強さとを与えます。

5 有機酸類

有機酸で最も多いのは酢酸です。他にリンゴ酸、コハク酸、マロン酸などもあります。お酢の中には不揮発酸が一〇パーセント位含まれています。不揮発酸の中では、グルコン酸が最も多く、これが多く含まれるほど、お酢に旨味がでることがわかっています。他には乳酸とコハク酸があり、コハク酸も旨味があります。

米酢には乳酸とコハク酸が多く、リンゴ酢にはリンゴ酸が多く、ブドウ酢には酒石酸やクエン酸が多く含まれています。

お酢には発酵させて作った醸造酢と合成酢とがありますが、栄養的にみると醸造酢をおすすめいたします。

一九五八年にジャービスの著《あら》わした「バーモント療法」は有名です。これには肥満防止の他、偏頭痛、慢性頭痛、高血圧、目まい、やけど、湿疹、関節炎、不妊にも効果があるとあります。

▼繊維食の効用

繊維食、つまり食物繊維を多量に含む食品をいいますが、それでは食物繊維とはいったいどういうものかということになります。

食物繊維とは、食物に含まれる成分の中でも人間の消化酵素で消化されにくいもののことをいうようになっています。

消化されにくいものとしては、植物の皮や筋にあたる部分があります。これは精製されていない穀類や豆類、イモ類などに多く含まれています。

これらに含まれる食物繊維の代表的なものは、セルロースやヘミセルロース、リグニンと呼ばれる物質です。水に溶けないことから「不溶性食物繊維」といいます。

不溶性に対して水溶性食物繊維もあります。果実に含まれるペクチンやコンニャクの成分のグルコマンナン、海草に含まれるアルギン酸、アイスクリームなどに含まれるグアーガムなどがあります。繊維飲料に入っているポリデキストロースという化学合成されたものも含みます。

食物繊維というとどうしてもスジっぽいものという意識がありますが、そうとは限らないことがおわかりいただけるのではないでしょうか。

昔は食物繊維はカスとして考えられていました。ところが最近になって、食物繊維には、他の栄養素の糖質、タンパク質、脂質、ミネラル、ビタミンとはまったく違った重要な働きがあることがわかり、第六の栄養素とされています。

●動脈硬化をはじめ、多くの生活習慣病が食物繊維をとることでかなり防げることが、わかってきたからです。逆に食物繊維のとり方が少ないと生活習慣病にかかりやすいこともわかってきました。

こうしたことから、食物繊維が栄養学、医学界で注目を集めているのです。

食物繊維が注目されはじめたきっかけは、イギリスの医師たちによるものです。ウォーカー博士とクリーブ博士の功績といえましょう。

一九五四年、東アフリカで彼らが診療活動をしている時に、この地域のパンツー族に動脈硬化疾患や心疾患が少ないことに気づき、その理由は高繊維食、低脂肪食にあると発表しています。

●現在、食物繊維は肥満を予防する働きがあることがわかっています。

その後、アメリカでは繊維食の一大ブームが巻き起こりました。ステーキに小麦のフスマを振りかけたり、シリアル食品をとる家庭が増えているなど。これは単に生活習慣病予防にいいというよりも、肥満解消に大いに役立つからです。

もちろん肥満は高血圧、動脈硬化、心臓病、脂肪肝、胆石、糖尿病などといった生活習慣病の大きな危険因子の一つであるわけです。「ベルトの穴が一つ増えるごとに、寿命が一年縮む」といわれます。太ればそれだけ短命になるわけです。

女性の場合は、太りすぎの人はそうでない人に比べ、乳ガンや子宮ガンになる率が高いということが数字で明らかにされています。

食物繊維の働き

1 食べすぎが避けられる

食物繊維を多くとると、なぜやせられるのでしょうか。

食物繊維はよく噛まなければなりません。よく噛むということは、脳の視床下部にある満腹中枢が刺激されますので、ほどよいところで食欲がストップして、食べすぎをしないですみます。

2 満腹感が長続きする

食物繊維をとると胃の中の食べたものがゆっくりと胃から小腸へと移送され、ゆっくり消化、吸収が進み、血糖値の動きもなだらかとなります。

血液中の血糖値（ブドウ糖）によって食欲はコントロールされていますので、これがゆっくりということは、それだけお腹が空かない、ということにもなるわけです。

3 低カロリー食品が多い

食物繊維を多く含む食品は、野菜や海草、きのこといった超低カロリー食品が多いので、たくさん食べても太らないわけです。

最後に食物繊維をたくさんとる方法を申し上げましょう。それは、生で食べないで火を通すことです。煮るなり蒸すなりした方が、それだけ多く野菜やきのこなどを食べることができるのです。

たとえば、ほうれん草一〇〇グラムを生で食べることは大変ですが、おひたしにすれば充分食べることのできる量です。

ビタミンの損失を心配することもありません。もともとほうれん草など緑の濃い野菜は、レタス、サラダ菜などよりも五倍以上ビタミンも多いのですから。

▼とうがらし（含むわさび、からし）の効用

とうがらしは日本人の食生活では、あまり中心的な役割を果たしていませんが、メキシコ、韓国、タイ、インドなどでは必須食材で、三度の食事に顔を出す、食生活のキーポイント的存在です。

とうがらしを大量に用いるところは、韓国を除いては暑い地域となっています。

メキシコではキャンディにまでとうがらしが入っていて、子供たちはこの辛いキャンディをおいしそうになめています。大人の私がしゃぶっても辛いのに、メキシコの子供たちは平気です。小さい時から口にしているので、慣れっこになっているのです。

このとうがらしを大量に用いる国の人々に共通していえることは、どこの国の人々もやせていることです。けっして豊かとはいえない、貧しい国の人々が、充分に食べられないということもいえますが、それでも見ていると一度に食べる量はかなりなものです。

インドへ行ったときも人々は、街角で売っている揚げもののサモサなどを朝から食べていましたし、間食に甘いものもよく食べていました。貧しくとも食事はちゃんとしていました。朝は紅茶にチャパティなどの軽食ですが、お昼と夜はかなりの量を食べます。

このインドの人々の食卓に添えられるのが、酢の入ったとうがらしとタマネギのみじん切りです。

人々は、これを料理にかけて食べます。料理の多くはカレー味ですが、これにもとうがらしが入っています。このカレー味の料理をかなりの量食べます。

とうがらしはナス科に属する辛味植物で、原産地はアマゾン流域といわれています。日本へは、加藤清正が朝鮮から持ち帰ったという説と、ポルトガル人が天文年間に伝えたという二つの説があります。

とうがらしは辛味の強いものと弱いものとの二種に分けられ、最も辛いのがキャロライナ・リーパーといわれるものです（二〇一三年一二月二八日現在）。

とうがらしは香辛料としても最も刺激が強く、薬用としても用途が広いのです。

その辛味成分はカプサイシンといい、食欲をそそる働きもありますので、暑い国の人々は常用します。

「唐辛子胃口を開き食を化し、風濕諸毒邪気《ふうしつしょどくじゃき》を去るなり」と『食品国歌』にあるように古くから薬として用いられ、健胃剤として粉末で飲まれていました。消化を助けるのです。

外用すればリウマチや凍傷などにも効きめがあるとされ、漢方薬にも用いられています。また、腹巻や足袋、腰当てに入れると、その部分が温まるところから、寒い地方では、暖をとる目的でも用いられてきました。

●カプサイシンの強い刺激性が、ダイエットにも効を奏します。カプサイシンは自律神経を刺激しますので、エネルギーの代謝が活発になります。

エネルギーの代謝が活発になるということはそれだけ、余分なエネルギーが消費されることを意味します。体の中に貯えられた脂肪の消費を促すことになり、これによりダイエットの効果が増すわけです。

一時〝激辛〟がブームとなり、激辛ラーメンやポテトチップなどが出回りましたが、あそこまで辛くなくてもよいのですが、とうがらしをあなたの食卓の仲間に、加えていただくとよいでしょう。

トリプルダイエット成功例

以前某テレビ局朝のワイドショーで、当時人気の男性歌手が三ヵ月で一〇キロやせる、というプログラムがありました。

ご本人は、大まじめで、何がなんでも三ヵ月で一〇キロのダイエットを成功させる、これは男の意地を賭けているというふうでした。驚いたことに同時に、大好きなタバコもやめるという念の入りようです。

私は、このお話をテレビ局から伺った時、これはかなり厳しい条件だな、と思いました。タバコをやめただけで三キロは太るのですから、実質上は一三キロのダイエットになるわけです。

そして、もっと驚いたのは彼の一日の食事内容です。朝食は薄切りのライ麦パン二枚にハム二枚、プレーンヨーグルト一〇〇グラム、イチゴ二〇〇グラム、牛乳カップ一杯（しめて三五二キロカロリー）ですが、お昼と夜のそれはというと、餃子、ラーメン、スパゲティ、てんぷら、トンカツ、酢豚、レバニラ炒め、おすし、なべやきうどん、ごはん、みそ汁、おしんこ、おひたし、チャーハン……と、優に三日分の食事が一つのテーブルに並んでいるではありませんか。

もちろん、これをすべて食べるわけではありません。

彼は、この中から好きなものを好きなだけ、順不同で食べているわけです。中には手をつけないものもあります。

けれど、このちょこちょこ食いがクセものです。自分では、ほんの少しずつだけ食べているつもりでも、品数が多いので、結構な量になるのです。人の二倍ぐらい食べているかもしれません。それも一人でのんびりと誰にも妨げられることなく、桃源郷のような気分で食べるのですから。

〝食べる〟ということに対し、案外神経を使わないで行っている人が多いのですが、彼の場合は、大いに楽しみ、〝食べる〟ということを非常に大切にし、生活の中で、とても大きなウエイトを占めていることがわかります。

この彼のダイエットのお手伝いをさせていただく時、私は、相当の覚悟がいると申し上げました。これまでの彼の食意識を変えていただかなくてはならないからです。楽しむ食事から、ダイエットという目的を持った食事へと切り換えられなければ、このダイエットの成功は絶対にあり得ないのです。安易な気持ちでダイエットへ入っていっても、途中で脱落するだけです。ガマンしていた分、まとめ食いをして、もとより太る結果になりかねません。これなら、やらない方がましなわけです。

こうしたことのないようにと、はじめに心構えをお願いいたしました。

次にどのようなものをどのように食べたらよいかという説明をいたしました。

朝食以外すべて外食の彼には、外食の食べ方を中心にお話しいたしました。

●その食べ方として食物繊維、とうがらし（香辛料のわさび、からし等も含む）、お酢の三つの柱を立てました。どの一つをとっても、ダイエット効果の高いものです。

つまり、それぞれが非常にダイエット効果のあるものなのです。

●食物繊維を多く含む食品には、野菜、海草、きのこ、コンニャク等があります。これらに含まれる食物繊維は、消化に時間がかかるのと、糖質の吸収を遅らせる働きがあるので、腹もちがよいということや、かさばりますので、主食の量を減らせるなどのダイエット効果があります。

外食で食物繊維をとる方法は、おひたしなどを二、三人分食べるとか、わかめやもずくの酢のものや、浅漬などを多めに食べる、鍋物にたくさん野菜を入れる、などです。

●とうがらしも、カプサイシンという辛味成分が、自律神経を刺激してエネルギー代謝を活発にし、余分なエネルギーを使うことでダイエット効果が出るわけです。

キムチやオイキムチ、豆腐チゲなどの韓国料理やベトナム、タイ料理に多くとうがらしが使われているので、これらを食べるようにすることもよいでしょう。

また、日本料理のとうがらし入りの酢のものアチャラ漬けなどもよいわけです。

●お酢は、クエン酢、リンゴ酢、コハク酢といったお酢に含まれる有機酸が、とうがらしのカプサイシンと同じ効果が得られることでダイエットにおすすめです。

お寿司や酢のものの他、インドでの食べ方のように、妙めものやおひたし、揚げものや麺類にお酢をかけるのも効果的な使い方です。ピクルスを多めに食べるのもおすすめです。
●以上の三つの効果を中心にして、主食はごはんを軽く一杯約一〇〇グラムということにしました。
●食前にトマトジュースを一杯飲んでおくと、それだけ食べる量も減らすことができますので、これもおすすめしました。
●汁物は、野菜や海草を中心に。煮物は田舎煮などのたけのこやコンニャクや大根、にんじん、ごぼうといった食物繊維の多いものを食べ、あまり甘辛い味付けの濃いものはお砂糖を多く使ってあるので避けるようにお話ししました。
●お腹が空いた時には、
①トマトジュースをコップ一、二杯飲む（野菜ジュースでもよい）。
②トコロテンを食べる。いくら食べてもよい。

③グレープフルーツやイチゴ、キウイフルーツなどの果物を食べる（グレープフルーツ一個、イチゴ大粒五個、キウイフルーツ一個）。

④レモンジュース（ダイエットシュガーを使ったもの）を一、二杯飲む。

⑤シュガーレスガムを噛む。

といったことで、空腹から逃《のが》れるようにしましょう。

ダイエットで一番辛いのは、何といってもこの空腹感との戦いです。あまりガマンしていると、人相まで悪くなることもあります。タレントの彼にとっては、大きなダメージともなりますので、これは大切なことといわねばなりません。

●お酒も飲むようですが、こちらの方も控えてもらうことにしました。

二カ月後の彼の体重は七キロ減量しました。声量が少し落ちたということで、疲労回復のためビタミン類と亜鉛の補給をおすすめし、そして、さらなるダイエットに挑戦するため肉を断って、魚介類に切りかえることを極力おすすめしました。

最終的には一〇キロ減量できました（彼は三カ月で一五キロのダイエットとテレビでおっしゃっていましたが、私が約束したのは一〇キロのダイエットでした）。

胃腸が弱い
＋
刺激物
＝
早死に

長生きするメニュー

胃の刺激を和らげる食べ方

▼消化の悪いもの

胃腸が弱く、何か食べるとすぐお腹をこわす方は、ついつい日頃の食べものに神経質になりがちです。

でも、せっかく体によい食べものをみすみす食べないでいる手はないと思います。ご家族の方々が食べるものは、ぜひ、一緒に食べていただきたいものです。

●そのために、ここでは、消化のよくないものを消化しやすく食べていただく方法を申し上げましょう。

茎ワカメ　最近自然食品店やスーパーでも見かけるようになりました。けれども、胃腸が弱いだけでなく、歯の弱い方にもこれは、なかなか食べにくいものです。

この茎ワカメを、やわらかく食べていただくのには、お酢を用いるのが一番です。

茎ワカメを二、三時間お酢に浸しておくとやわらかくなります。これをそのまま酢のものにしてもよいですし、さっと洗って、大根やコンニャクと一緒に煮てもよいでしょう。やわらかく消化もよくなり、胃腸の弱い方にも心配なくなります。

ビタミンA（β―カロテン）、C、カルシウム、カリウムが豊富な栄養食品ですから、大いに食べていただきたいと思います。

お酢が出てきたついでに申し上げますと、新巻ざけなどの頭もお酢につけて、小さく切りますと、骨がやわらかくなり、お酒のおつまみとしての一品ができあがります。カルシウムも豊富で、申し分なしというところです。

野菜も、セロリやごぼう、たけのこ、わらび、ぜんまいといった野菜類は、けっして消化がよいとはいえません。けれども、それぞれ特有の歯ざわりがあっておいしいので、これも何とかして食べたいところです。これらの野菜には、多量の食物繊維が含まれているのです。

セロリ　スティックで食べないで、繊維と直角やななめに、ごく薄切りにしてスープの浮身にするのもよいと思います。または、すりおろして、ドレッシングに加えると風味があって、より一層サラダがおいしくいただけます。

ごぼう 香りのよい野菜で、柳川鍋などでは、このごぼうの香りが大きな役割を果たしています。ごぼうもささがきにしないですりおろして加えるようにしてもよいでしょう。

たけのこ 大きく切らないでごく薄切りにするか、みじん切りにしてもおいしくいただけます。もちろん先端のやわらかい部分をいただくのもよいでしょう。

わらびやぜんまい 煮物にしてよく加熱すればかなりやわらかくなりますが、それでも、繊維が多いので、あまり消化がよいとはいえません。そこでわらびやぜんまいがお好きな方は、細かくみじん切りにする方法がよいでしょう。あまり細かくなく荒みじん程度にとどめた方が、おいしさが損われません。

それからきのこも消化がよくありませんので、これも一工夫いります。

しいたけ・しめじ・えのきだけ 煮物やバター焼よりも干してミキサーにかけて

（ゴマやのり、いりこと一緒に）ふりかけとして食べていただく手もあります。
きのこを単品で食べたいのでしたら、これもなるべく細かく刻む方法がよいでしょう。繊維が多いので、長い時間煮ても、あまりやわらかくはなりません。

豆類も消化がよくありません。大豆も小豆もいんげん豆もみんな硬い皮がかぶっているので、そのまま煮たものを、食べ過ぎると胃腸の弱い方はお腹をこわしてしまいます。

大豆 若い枝豆でしたら一粒一粒皮をむくことができますが、大豆になったものは、消化のよい納豆やお豆腐やがんもどきを食べるのがよいでしょう。栄養的には、納豆はタンパク質、ビタミンB_1、B_2、カルシウム、カリウム等にすぐれ、ビタミンB_2は大豆の時の二倍にもなります。
お豆腐もタンパク質、カルシウム、カリウムの多いすぐれた食品です。

小豆やいんげん豆 こしあんややわらかく佃煮にしたものなどを食べるとよいでしょう。

▼刺激物

胃腸の弱い方は刺激物も避けた方がよいでしょう。

刺激物には、わさびやからし、とうがらしといった香辛料の他に、冷たいものの熱いものといった温度も含まれます。

わさび、からし、とうがらしはよくないとはいっても、これらは、味の引き立て役で、これらなくしておいしいものも望めない、という場合もあります。

●刺激物を食べる時には、先にミルクを飲むとかヨーグルトを食べるとか、ポタージュスープを飲むとかして、胃をしっかりとガードしておくようになさるとよいでしょう。

●お刺身などを召し上がる時には、お刺身にべたっとわさびをつけてそのまま口の中へ放り込まないで、お刺身でわさびを包み込むようにして食べれば、わさびが直接胃壁に触れにくくなるのではないでしょうか。

●水ようかんやアイスクリームや冷えた果物などは、なるべく口の中に長い時間おくようにするとか、少量ずつ食べてみてはいかがでしょう。

●熱いものも、同じことがいえると思います。
ただし、熱いものをいつまでも口の中に止めておくのも大変ですが、かといって、いきなり飲み込んでしまっては、胃が大やけどをしてしまいます。あなたも今までに、何度か経験ずみではないかと思いますが。

他に刺激物にはコーヒーやアルコールも入ります。
●コーヒーも食後ならよいでしょうが、空腹時にはおすすめできません。胃壁を傷つけがちですので。
●アルコールも強いウィスキーやブランデーをいきなり飲むことは避け、水割りか、炭酸などで割るか、口の中で静かに含んでから飲むようにされた方がよいでしょう。
●できればチーズなどのおつまみを一口先に食べることをおすすめいたします。

▼牛乳を飲むとお腹をこわす人

牛乳が体によいことは誰でも知っています。けれどもこの体によい牛乳を飲むと、決まってお腹をこわす方がいます。

●お腹をこわす方は一口ずつ噛むようにして飲むといいといいます。また温めて飲むといいともいわれます。そして、この方法をさっそく実行してみます。でも、だめです。どうしてもお腹をこわしてしまうのです。

●どうしてもだめな方は、乳糖不耐症といって、腸に乳糖を分解する酵素が存在しないので牛乳の代わりに、ヨーグルトやチーズを食べることをおすすめいたします。

ヨーグルトもチーズも、共にもとをただせば牛乳なのですから、栄養的には、これも非常にすぐれているわけです。タンパク質、脂肪、ビタミンB_2、カルシウム、カリウムとすぐれた栄養素を有します。そして、ヨーグルトもチーズも乳酸菌によって、タンパク質がアミノ酸にまで分解され非常に消化がよくなっています。

●ヨーグルトには全脂無糖（一〇〇グラム中六二キロカロリー）、脱脂加糖（六七キロカロリー）がありますので、お好きなタイプをお選びください。

全脂無糖ヨーグルトはカロリーも低くダイエットをしたい方に向いています。これを常備しておきますと、サラダや焼魚にかけて食べたりすることもできて、何かと便利です。

チーズにはナチュラルチーズとプロセスチーズとがあり、ナチュラルチーズにはエダムチーズ、エメンタールチーズ、カッテージチーズ、カマンベールチーズ、クリームチーズ、ゴーダチーズ、チェダーチーズ、パルメザンチーズ、ブルーチーズなどがあります。

●エメンタールチーズが一〇〇グラム中四二九キロカロリーと最もカロリーが高く、カッテージチーズが一〇五キロカロリーと最も低カロリーとなっており、カッテージチーズはエメンタールチーズの四分の一のカロリーとなっています。

●ダイエットをされている方は、カッテージチーズをおすすめいたします。

カッテージチーズはペースト状ですので、パンに塗ったり、イチゴやグレープフルーツにかけて召し上がったり、クラッカーにのせたりと、いろいろな食べ方ができて便利です。

●どうしても牛乳がいい、とおっしゃる方は、毎日少しずつ牛乳を飲んでいますと、やがて乳糖を分解する酵素があなたのお腹の中にできてきますので、お試しください。

肝臓病
＋
お酒
＝
早死に

長生きするメニュー

つまみを変えるだけで五年寿命が延びる

▼お酒のおつまみ

あなたがお酒を召し上がる機会が多ければ、当然のことながら肝臓病が心配です。肝臓は人体でも最も大きな臓器で〝沈黙の臓器〟といわれ、なかなか症状が外へ出ません。

何がしかの肝臓病の徴候が外へ表われた時には、もう手遅れとなっている場合が多いのです。肝臓はたくましい臓器ですが、これで命を落とす場合も多い恐ろしい病気であることを忘れてはいけません。

それでは、お酒を召し上がる機会が多いご主人をどのようにして肝臓病から守ればよいのかということですが、これについて具体的に申し上げましょう。

ご主人はお酒を召し上がる場合、おつまみに何を食べるでしょうか。何も食べない？　お酒だけ飲む？　これはいけません。コーヒーをブラックで飲む、お酒をただお酒だけで飲む——、一見カッコよく見えますが、これは自殺行為です。コーヒーの場合はともかく、お酒の場合はリスクが大きすぎます。

もっともアメリカ人がお酒を飲む時は、ただお酒だけを飲む習慣がありますが、これはマネすべきことではありません。

チェック　何を食べながらお酒を飲みますか

おにぎり	おでん
もずくの酢のもの	やきとり
お刺身	チーズ
いもの煮っころがし	つけもの
枝豆	ししゃも

おにぎりに、いもの煮っころがしに、おつけものですか。なかなかおいしそうですね。おふくろの味といったところで、一見とても栄養的によいというふうにも思えま

すが、これにお酒を召し上がる、といった風なことを常々やっておられたら、あなたは確実に肝臓病のライセンスを手にしてしまいます。それも肥満というおまけまでついてです。

おにぎりの中にサケやタラコが入っていたとしても、五グラムか一〇グラム程度の量しか入っておらず、栄養的に見て無に等しいものです。

おにぎりは、ほとんど糖質（でんぷん）です。そして、いもの煮っころがしも、これまた糖質です。それに、おつけものは、なすやきゅうり、白菜、大根としても、ほとんどが水分ですから、水と塩分をとっているようなものです。ただし、ぬか漬けでしたらビタミンB_1が多量に含まれていますので、お酒を召し上がる場合には、アルコールの代謝を助ける上でよいでしょう。

ここでご主人を肝臓病から守るおつまみとしておすすめしたいのは、

チーズ、レバー刺し、やきとり（レバーも含まれますが）、マグロのお刺身や、**アジのたたきや塩焼など**です。

これらの食品にはメチオニンがたくさん含まれていますので、強肝効果があります。

カマンベールチーズ　一〇〇グラム中三一〇カロリーと高カロリーです。チーズを一〇〇グラムというのはなかなか食べられませんが、三〇グラム位なら食べられると思います。

これで一〇〇キロカロリーということになります。

これにお酒の杯を重ねますと何百キロカロリーということになりますので、肥満しやすい方は要注意です。

レバー　鶏レバーが最も多くメチオニンを含んでいますし、生で食べても世界三大珍味のフォアグラと同じ味がしておいしく食べやすいと思います。鶏レバーは一〇〇グラム中一一一キロカロリーと低カロリーであることも肥満が気になる方にはうれしいところです。ビタミンB_1、B_2等も多量に含んでいます。

やきとり　鶏肉ですので、これも胸肉（皮なし）で一〇〇グラム中一二一キロカロリーと牛肉や豚肉に比べ低カロリーです。タンパク質の質もすぐれています。

マグロのお刺身　なるべく赤身の方が脂肪が少なく、肥満が気になる方にはよいでしょう。でも逆に太りたいとおっしゃる方はトロをどうぞ。トロは一〇〇グラム中三四四キロカロリーで、赤身は一二五キロカロリーとなっています。タンパク質もすぐれています。

アジ　消化のよいたたきなどがおすすめです。これもすぐれたタンパク質でビタミンB_1、カルシウム、カリウムを多く含みます。

▼二日酔を防止する方法

ここではアルコールの弊害の一つ、二日酔の原因と防止法について申し上げることにいたしましょう。

アルコールは体の中に入りますと約二〇パーセントが胃から吸収され、残り八〇パーセントは小腸で吸収され、肝臓で分解処理されます。

肝臓で分解処理される速度はほぼ一定していて、平均一時間に体重一キログラム当り〇・一二〜〇・一五グラムとなっています。体重六〇キログラムの人では一時間に七グラムのアルコール（日本酒でいえば1／3合）を分解することになります。

そこで日本酒を一合飲めばその処理に三時間を要することになります。二日酔をしないためにはこれでいけば二合が限界ということです。週に二日お酒を飲まない日を設ければ健康的にもよいと思われます。

肝臓にはアルコールを分解するアルコール脱水素酵素（ＡＤＨ）と、ミクロゾームエタノール酸化酵素（ＭＥＯＳ）という二つの酵素があります。

この酵素によってアルコールはアセトアルデヒドに分解されます。普通はアルコールは、アルコール脱水素酵素によって分解されますが、お酒に強い人は、ミクロゾームエタノール酸化酵素が活発に働いて、アルコールの代謝が速やかになり酔いにくくなります。

お酒に弱い人はアセトアルデヒドまで分解されたものが、さらに酵素によって酢酸に分解するアセトアルデヒド脱水素酵素（ＡＬＯＨ）という酵素に生まれつき欠損があるため、アセトアルデヒドがいつまでも分解されず、そのため、顔が赤くなったり気分が悪くなったりするのです。

けれども、お酒に強いから肝臓が強いという理屈は成り立たないのですから、ここは、お酒を飲む時に食べるものに気をつけて二日酔を防ぐようにしましょう。

あなたはお酒を飲み終えた後でお茶漬けを食べますか、それとも果物ですか、あるいはハムやサラミ、チーズですか、酢のものですか。

●お酒を飲み終えた後はいろいろありますが、ここは、メロンや柿やパパイヤといった少し甘味のある果物を食べることをおすすめいたします。

なぜかと申しますと、これらの甘い果物には、果糖がたくさん含まれていて、アルコールがアセトアルデヒドという物質まで分解されていくのを、さらに、酢酸へと速やかに分解する働きをしてくれるからです。

ご主人が二日酔で頭がガンガン痛かったり、吐き気がしたりと、気分がすぐれないのはみなこのアセトアルデヒドに原因があるのです。

このアセトアルデヒドをいかにうまく処理するかが、二日酔防止にかかっているのです。

お店で果物を食べると「時価」ということで、あとでいくらとられるかと心配になるでしょうから、そういう時は、お家へ帰られてから、冷蔵庫にあるものを召し上がるとよいでしょう。

●二日酔をしないもっと基本的なことは、お酒の量を過ぎないことです。

お酒の量が過ぎれば、肝臓に脂肪として貯えられて、脂肪肝から肝硬変とすすんでいって、遂に、回復不能ということになるわけですから。

殿方は、はしご酒がことのほかお好みのようですが、これも量を超す原因となります。いったんお店を出て新しいお店へ行けば、それまでにかなり飲んでいても、そこでまた気分新たに、ビールから始めて、日本酒へ、あるいはウィスキーへということになり、どんどん飲んでしまうわけです。新しいお店のママさんだって、前にどのくらい飲んでいるかわからないので「さあどうぞ、さあどうぞ」ということにもなるわけです。

●なるべく、お酒は一カ所で静かに飲むようにしましょう。

▼肉・魚・卵の消化のよい食べ方

肉や魚は、どちらかというと消化のよい食べものと考えられています。その証拠に肉のレバーや白身の魚は、早くから赤ん坊の離乳食として登場しますし、病人にも与えられています。

元来消化がよいものとされているものでも、胃腸が大変敏感に反応する方にとっては、ちょっとのことも気になるところでしょう。

この肉や魚も、やはり調理の仕方で、かなり消化のよし悪しに開きがありますので、胃腸の弱い方には、少しでも消化のよい食べ方をおすすめしたいと思います。

それでは、どのような食べ方がよいのかを申し上げましょう。

肉は調理によってその種類・部位・温度やその他の理由でやわらかさを増したり、逆に硬さを増したりします。一般に肉に含まれているコラーゲンがゼラチン状になればよりやわらかくなり、筋原繊維タンパク質が変性凝固すると硬くなるのです。

これらの影響は加熱する温度とその時間によって、ちがってきます。コラーゲンをやわらかくするのと、筋原繊維を硬くする限界とが大切ということになります。

温度を五七～六〇℃に保てば、いくら長時間肉を加熱しても肉は硬くなりません。すじ肉などを使ってシチューを作る場合、弱火でコトコトと二、三時間煮るのは、こうした理由からです。加熱の温度が六〇～七〇℃を越えますと肉は硬くなり粘りが増しますので、好ましくありません。

▼肉をやわらかくする方法

1 機械的な方法

肉の繊維を切断したり、破壊してやわらかくする方法です。肉をミンチにかけて挽肉にしたり、ステーキを焼く時に肉の筋を切ったり、肉たたきでたたいたりするのもこのためです。

2 水和による方法

食塩を適量加えますと、加熱してもタンパク質の水和（物質が水に溶けるとき、周囲の水分子を引きつけて、一つの集団をつくり、安定すること）を増すことができます。

酸を加えるのもよいでしょう。ドイツ料理などでは、肉を加熱する前に肉をお酢につけてお料理したりします。"Saverbraten"という料理がそれです。これは肉のpHを変えるものですが、シチューなどのようにトマトジュースをかなりの量用いるというのも同じ効果があります。

3 酵素による方法

肉をやわらかくするのは、肉のタンパク質を分解する酵素、あるいはそれを含むものを用いるとよいでしょう。

熱帯地方では硬い肉をパパイヤの果汁につけたり、あるいは肉に青い果実をこすりつけたり、パパイヤの葉に一夜つけたり、包んだりして用いてきましたが、それは、パパイヤに含まれているパパインという酵素が肉をやわらかくする働きを持つことで、大変賢いやり方だと思います。

パパインはタンパク質分解酵素の一つですが、他にパイナップルに含まれるプロメリンやイチジクに含まれるフィシンなども肉をやわらかくする働きがあります。

ビール酵母にも肉をやわらかくする働きがありますので、もし、飲み残しのビールがありましたら、お肉にひとふりしてはいかがでしょう。

▼卵の食べ方

次に卵について申し上げましょう。卵はご存知のように卵白と卵黄の二つの部分から成っていますが、この二つの熱による凝固開始温度は、卵白が五八℃で卵黄が六五℃位となっています。これを利用して、六五℃の温度で三〇分間加熱すると卵白、卵黄とも半熟の温泉卵ができるわけです。

●卵のタンパク質の消化吸収率は生卵白で五〇～七〇パーセントですが、半熟にすれば九六～九七パーセントにまで高くなります。

これでいけば、オムレツや目玉焼やポーチドエッグ等は、あまり火を通しすぎない方がよいことになりますね。

▼肝機能が弱っている方は良質のタンパク質をたっぷりとる

肝臓病といえば、お酒を飲む人と思われがちですが、そうとばかりはいえません。

そこで、ここではアルコールのお話を抜きにして、肝機能が弱っている方のためにお話し申し上げましょう。

●肝臓を強くする食生活のポイントは、良質のタンパク質を充分にとることです。これは破壊された肝臓の細胞を修復するためです。このため高タンパク、高熱量食が望まれるわけです。

●食べ物から摂取する必要のある八つの必須アミノ酸

質のよいタンパク質とは、体の中で合成されないため、必ず食べ物から摂取する必要のある**九つの必須アミノ酸（ロイシン、イソロイシン、リジン、メチオニン、フェニールアラニン、スレオニン、トリプトファン、バリン、ヒスチジン）**をバランスよく含んでいる食品ということになります。

この中の一つのアミノ酸でも不足すると、他の八つのアミノ酸は、この不足したアミノ酸に右へならえをしてしまうわけです。たとえば、九枚の板で桶を作る場合、この中の一枚が短ければ他の板をこれに合わせて切らなければならなくなるのと同じことです。

ご主人が食べたタンパク質は、体の中でアミノ酸のレベルにまで分解され、吸収されるわけですが、このタンパク質をアミノ酸にまで分解するのはアミノ酸分解酵素です。この酵素が活発に働いてくれることが大切なわけですが、これは、メチオニンとトリプトファンというアミノ酸によって促進されるのです。「メチオニンの体タンパク質節約作用」と呼ばれています。

メチオニンは、かつおぶし・ドジョウ・脱脂粉乳・ユバ・チーズ・コイ・鶏レバー・凍り豆腐に、トリプトファンはかつおぶし・凍り豆腐・ユバ・大豆・クルミ・キワダマグロ・タラコ・ヒラメ・ブリ・サンマに多く含まれています。

そこで、あなたは次のようなものを食べる方がよいでしょう。

●サラダを食べる場合は、野菜だけの〝グリーンサラダ〟より〝チキン・サラダ〟
●〝野菜カレー〟より〝ビーフカレー〟
●たけのこや野菜を主とした〝五目ずし〟よりも魚介類の多い〝ちらしずし〟

それから充分にタンパク質をとるために食べ合わせを工夫されるのもよい方法です。たとえばあまりアミノ酸のバランスのよくない〝ホタテ貝〟には、やはりあまりバランスのよくない〝そら豆〟を食べ合わせることによって、それぞれ補い合うことができるわけです。イカの場合は、いんげん豆などと食べ合わせるとよいでしょう。

▼肝臓におすすめしたい大豆

大豆はご存知「畑の肉」といわれているように大変すぐれた食品です。昔から日本でも食べられ、日本の伝統食品の一つに掲げられています。中国でも評価され、四〇〇年前の書物『神農本草経《しんのうほんぞうきょう》』にも記載されています。

大豆には、いくつものすぐれた働きがあるのです。

マサチューセッツ工科大学のヤング博士は、大豆タンパクは、牛肉タンパクと同等の栄養価を有すると報告しています。

●大豆には脂肪肝を予防するコリンが多量に含まれています。

肝臓の脂肪の代謝に深く関わっている物質としてコリンがあります。脂肪肝はこのコリンの不足によって起こるとさえいわれています。コリンは体内でも作られますが、それは微々たるものですから食べ物からとらなければなりません。大豆の中にはコリンが一〇〇グラム中二五五ミリグラムも含まれています。

コリンは、レシチンの構成成分の一つで、レシチンは、脂肪を乳状にして分解するという〝乳化作用〟があることで注目されましたが、これはコリンの働きによるものであることがわかっています。

肝臓の中には四～五パーセントの脂肪がありますが、コリンが不足すると三〇パーセントにも脂肪が高まったという報告があります。

●大豆にはサポニンという成分が含まれています。

サポニンとは石けんのアワのシャボンからきています。大豆には低分子配糖体が一五〇種類も含まれていますが、サポニンもその一つです。サポニンは大豆だけでなく、ほとんどの植物に含まれており、大豆のサポニンは「大豆サポニン」と呼ばれます。

以前サポニンは血液破壊作用があり人体に有害とされていましたが、大阪大学北川勲教授の研究をきっかけに、人体にとって有効であるとする説が続々と出されるようになりました。

●大豆サポニンには血液中の悪玉コレステロールを低下させる働きや、老化の原因の一つとされている過酸化脂質の害を防ぐ働き、脂肪の吸収抑制と分解促進の働きがあるというものです。

愛媛大学の奥田拓道教授の研究発表は、肝臓障害のある方には驚異的なものです。奥田教授は過酸化脂質の多いコーン油にサポニンを加えてネズミに投与しました。コーン油は血中のトランスアミナーゼ、AST・ALTを上昇させますが、この実験においてはAST・ALTの上昇が抑えられるという結果が出たのです。

これは肝臓障害に大変有効な働きをすることになります。

肝臓の中には四～五パーセントの脂肪がありますが、コリンが不足しますと三〇パーセントにも脂肪が高まったという報告があることは前述のとおりです。

大豆にはタンパク質が一〇〇グラム中三五・三グラム含まれていますが、凍り豆腐には、四九・四グラム、ユバには五三・二グラム、油揚げ一八・六グラム、納豆一六・五グラム、木綿豆腐六・六グラム、豆味噌一七・二グラムとなっています。

●豆腐一丁で肉一〇〇グラム、味噌汁二杯で牛乳一本分のタンパク質がとれる計算になります。

●タンパク質の消化吸収率は、煮豆が六〇パーセント、納豆八〇パーセント、豆腐九五パーセントとなっています。

●お味噌には肝臓ガンの抑制作用があることがわかっています。

●「味噌が肝腫瘍の発生を防いでいる」

広島大学の伊藤明弘教授のマウスによる実験をご紹介しましょう。原爆型中性子線を二〇〇ラド照射したマウスを①一般食と②一〇パーセントの乾燥味噌を含むものとの二つのグループに分けて、肝臓の変化を一三カ月にわたって観察しています。

結果は、マウスの肝腫瘍の発生率が①一般食では雄のマウスで六二パーセントと高かったのに対し、②お味噌を与えた方のグループは一三〜三四パーセント（二回行なったので）と低くなっています。

雌マウスでは、①一般食が二〇パーセント、②お味噌を与えたグループが一三パーセントとなっています。

お味噌のどの成分がどのように肝臓に作用するのかはまだわかっていませんが「味噌が肝腫瘍の発生を抑制していることは否定できない」とする伊藤教授の頼もしい言葉には、大いに期待がもてるところです。

●納豆にある納豆菌、ビタミンB_2、ビタミンB_{12}のすばらしい効果。

納豆は、納豆菌の働きで大変消化がよい状態になっています。その上、ビタミンB_2は大豆の二倍に増え、大豆の時になかったビタミンB_{12}が納豆菌によって作り出されるのです。

ビタミンB_{12}には、強肝作用がありますので肝臓を守るのには不可欠といえましょう。

心臓が弱い
＋
ウニ・イクラ
＝
早死に

長生きするメニュー

コレステロールを排出する食べ方

●心臓病の予防はまず、肥満しないことと、高血圧、動脈硬化にならないことです。肥満者は一般の人々の三倍の罹患率《りかんりつ》となっています。高血圧も動脈硬化も、肥満も食事が大変深く関わっています。

ここでは、これら三つの疾患を防ぐ食事などを申し上げることにいたしましょう。

高血圧は遺伝の影響もあり、男女共四〇～五〇歳代に発病し、その数四三〇〇万人ともいわれます。ホルモンも関係が深く副腎皮質ホルモンのアルドステロンは、ナトリウムの体内への貯留を促進し、血圧を上昇させます。その他腎機能障害等によっても血圧は上昇します。

高血圧は自覚症状がなく、血圧測定をしてたまたま血圧の高いことを知る場合が多いので、四〇代に入った人は、時折、血圧を測定する必要があります。血圧が高い状態がやや進行しますと、のぼせ、めまい、頭痛、動悸、不安、肩こりなどの症状が出ます。

高血圧を防ぐ食事

1 標準体重か、それを下回るように体重を維持するため、低力ロリー食とする。
2 タンパク質は、脂肪の少ない動物性タンパク質をとる。
3 脂肪は、動脈硬化（高血圧と関係あり）を助長することになるので、とりすぎない。
4 糖質の過食は肥満を招き、血圧を上昇させるので控える。過剰摂取は、血液中の中性脂肪が増え、動脈硬化も促進するので要注意。
5 食塩は一日に七〜八グラム以内に制限を。
6 プリン体、尿酸を多く含む、牛肉、豚肉、サケ、ニシンなどは避ける。

動脈硬化を防ぐ

動脈硬化は高血圧の原因というよりも結果と考えられます。動脈硬化を防ぐには、動脈硬化をきたす脂質代謝異常症にならないようにしなければなりません。脂質代謝異常症とは、血漿《けつしょう》中の脂質が増加した状態をいいます。

脂質代謝異常症を防ぐ食事

1 カロリーを制限する。
2 脂質（コレステロール、中性脂肪）を制限する。脂肪は植物油、魚の脂肪がよい。
3 糖質の制限をする。
肥満をさけるため糖質は制限する。砂糖を多くとると血清トリグリセライドという物質が増え、これはコレステロールと並んで動脈硬化発生と関係が深いとされているもの。
4 タンパク質は多すぎても、少なすぎても血清コレステロールを増してよくないので、必要量をとるようにする。動物性タンパク質と植物性タンパク質の比率は二対一がよい。

肥満防止の食事

①食事は抜かない。

食事を抜くと、結局はあとで食べすぎることにもなるし、脂肪の合成能力が高まり、逆に分解能力が衰える。

②食物を温かくして食べる。

温かいものを食べると食後の体温上昇が、冷たいものを食べた時よりも高まる。これを〝食餌透発性体熱産生（ＤＩＴ）〟といい、ＤＩＴが大きいほど、ダイエット効果がある。

③ゆっくりよく噛んで食べる。

噛むことにより満腹中枢が刺激されるので食べすぎをしないようになる。

④食物繊維を先に食べる。

食物繊維が吸収を遅らせる。満腹感も得られる。

⑤香辛料（とうがらし、わさび、からし等）を上手に（とりすぎない）使う。

香辛料に含まれる刺激成分が、自律神経を刺激し、ダイエット効果が出る。

以上が、高血圧、動脈硬化、肥満防止の食べ方です。これらをしっかりと守っていただければ、心臓病予防に効果があるということになるわけです。

早死にする食べ方

❶カツ丼にアイスクリーム
❷ウニ＋イクラなどのにぎりずし
❸塩辛でお酒を飲む
❹ドーナツとココアのおやつ

❶のカツ丼にアイスクリームは、脂肪と糖分の組合わせであり、この組合わせが最も太りやすいので要注意です。その上どちらも高カロリーです。

❷のウニ、イクラは、どれも高コレステロールですので、食物繊維の多い、もずくや

わかめの酢のものとの食べ合わせで、コレステロールを排出するようにしましょう。

❸の塩辛とお酒は、塩分が多く血圧が高くなりやすいところへもってきて、アルコールを体内に入れると、それがより促進されることになりますので好ましくありません。

どうしても塩辛のお好きな方は、低カロリーのカリウムの多いもずくやわかめの酢のものを召し上がり、塩分を排出するようにするとよいでしょう。

❹のドーナツとココアの組合わせは、糖質過剰で、肥満を招くことになります。高カロリーでもあり、脂肪と糖分という、肥満にとって最悪の食べ合わせでもあり、ぜひとも避けていただきたい食べ合わせです。ドーナツには、トマトジュースなど甘味のない飲み物をどうぞ。

食物アレルギー
＋
原因食品
＝
ショック死

長生きするメニュー

タンパク質を変性させれば安心

アレルギーによる疾病は、枯草熱、アレルギー性鼻炎、気管支喘息、じんま疹、血管神経性浮腫、血清病、薬物アレルギーなどがありますが、ここでは食物と関係の深いアレルギー性疾患について申し上げることにいたします。

●食物に関係するアレルギー

食物そのものによるアレルギー反応のほかに、食品中に**添加物として混ざっている薬物、特に抗生物質**がアレルギー反応を起こすことが問題となっています。

アレルギーとは、学問的な言い方をすれば、個体がある物質（抗原）と接触後、一定の潜伏期を経ると、再び同一の物質と接触したとき、最初と違った反応を起こすことをいいます。

アレルギーの原因となる物質を抗原またはアレルゲンといいます。抗原が体内に入るとこれに対して抗体が生じます。抗原が再び体内に入ってくると抗原と抗体とが結合し、異常な病的症状を生じます。食物が抗原となっているものを食物アレルギーといいます。

動物性食品

そのタンパク質が抗原となって、アレルギー疾患を起こすことが多くみられます。

植物性食品

抗原性がないので抗体も作られず、その中に含まれるヒスタミンやコリン、トリメチルアミンといった物質によってアレルギー反応と同じ症状を起こすことがあります。

個人によって、また食品によって症状はさまざまで、食物をとってから数分後に起こる場合もあり、数日後に発病する場合もあります。最も重い場合は、食べて数時間後アナフィラキシーショックを起こして死亡することもあります。

●アレルギーの予防または治療

原因となるアレルゲンを避けることです。特に食物アレルギーでは原因となる食物をとらないことが大切となります。

食物アレルギーでは、食事療法が最もよいきめ手となります。そのためには、まずその原因となる食品を見出さなければなりません。それには次のような方法を行なうとよいでしょう。

●食事や療法のための原因物質の見つけ方

あなたが何を食べたかを一週間にわたって記録します。また疑わしいと思われる食品を食べてみて、アレルギー症状が出るか否かを調べてみます。これを「**誘発試験**」といいます。

または、食品の中から疑わしいと思われるものをはずしてみて、アレルギー症状が止むか否かを調べるのもよいでしょう。これを「**除去試験**」といいます。

試験食としてはいろいろありますが、最初は、おかゆまたは普通のごはんとして、ついでじゃがいも、白菜、大根などを砂糖、食塩、しょうゆで味付けしたものを加え、さらにこれに一、二品ずつ食べてみて症状が表われたら、すぐにその食品を止めてみて、症状が止むのを確かめます。

ただし、前述のように、アレルギー反応は試験食後すぐに起こらないこともあります。卵や牛乳は一回食べても何ともなくて、何度か食べて初めて症状が出たりします。とにかく、原因食品がわかったならば、その食品をとらないようにします。

●アレルギー反応を起こしやすい食品

動物性食品では、牛乳、卵、魚肉（サバ、サケ、マス）甲殻類（エビ、カニ、イカ）、貝類（かき）、獣肉（豚肉、ハム、ベーコン、ソーセージ）、脂肪などです。

植物性食品では、穀類（そば、小麦）、ほうれん草、なす、山いも、里いも、たけのこ、まつたけ、ピーナツ、そら豆、えんどう豆、トマト、イチゴ、からし、チョコレートなどです。

これらの食品は栄養的にすぐれているものが多いので、まったくとらないというわけにもいかないでしょうから、そうした場合は次のようにしましょう。

牛乳の代わりにやぎ乳を、小麦の代わりに、大麦やお米を食べるとよいでしょう。

また、タンパク質を変性させるとよいこともありますので、牛乳は加熱したり、生卵はゆで卵にするのもよいでしょう。

高血圧
＋
しもふり肉
＝
早死に

長生きするメニュー

油を変えただけでこんなに違う

年齢が進むと血圧が高くなりがちです。成人の血圧は健康人では最高血圧一四〇～一二〇、最低血圧九〇～七〇の間にあります。それぞれ一四〇・九以下を正常血圧、その中間のものを境界血圧としています。年齢に九〇を加えたものが最高血圧のだいたいの値といわれています。

●**血圧に影響を及ぼす因子としては、血流量**（出血、ショックで減少）、**血液の粘稠度**（貧血では低下し、赤血球過多で上昇する）、**血管壁の弾力性**（動脈硬化症で上昇、ビタミンB_1欠乏で低下）、**心拍出力**（心不全では低下）、**細動脈の抵抗**（高血圧として大切）などがあります。

●**血管の自律神経支配**（精神不安など）**にも影響されます。**

●**血圧は食後いくらか上昇し、これが一時間ほど続きます。**姿勢によっても異なりま

高血圧が気になる人

す。

●ホルモンとも関係が深いのです。副腎皮質ホルモンのアルドステロンは、ナトリウムの体内への貯留を促進し、血圧を上昇させます。その他腎臓機能障害等によっても血圧は上昇します。

●血圧が高くなる方は、遺伝も影響します。また、肥満の方が高いとも限らず、男性は女性よりやや多く、四〇~五〇歳代に発病します。

動脈硬化は高血圧の原因というよりも結果と考えられます。はじめ末梢血管の抵抗が増し持続すると、のちに動脈硬化を起こします。初期には血圧は不安定で上下していたのが、硬化すると高血圧で維持されるのです。

●高血圧は自覚症状がなく、血圧測定により偶然に発見されることが多いので予断を許しません。

やや進行しますと頭痛、のぼせ、めまい、動悸、不安、肩こりなどの自覚症状が出るようになります。

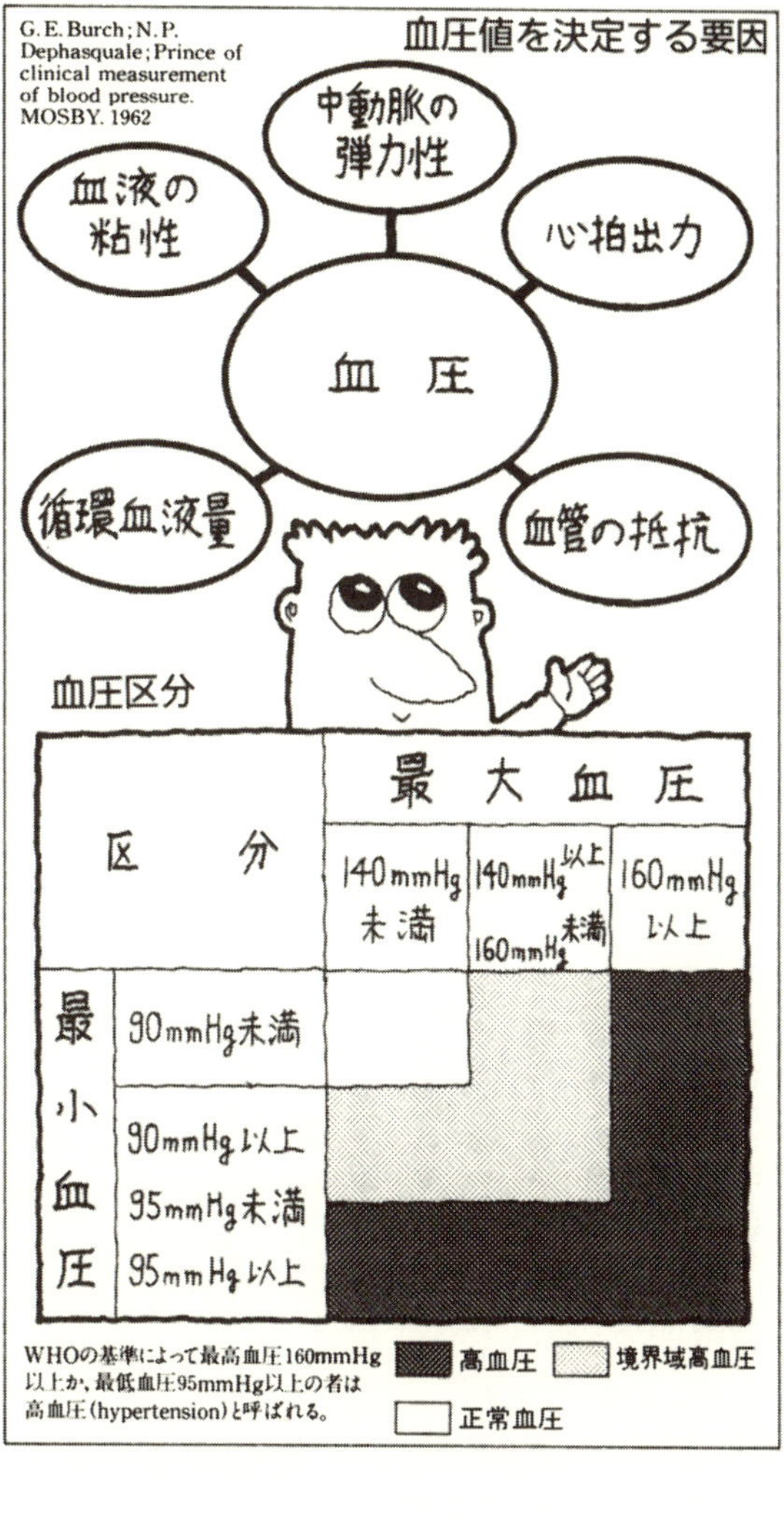
G. E. Burch; N. P. Dephasquale; Prince of clinical measurement of blood pressure. MOSBY. 1962
血圧値を決定する要因
中動脈の弾力性
血液の粘性
心拍出力
血圧
循環血液量
血管の抵抗
血圧区分
区分
最大血圧
140mmHg未満
140mmHg以上160mmHg未満
160mmHg以上
最小血圧
90mmHg未満
90mmHg以上95mmHg未満
95mmHg以上
WHOの基準によって最高血圧160mmHg以上か、最低血圧95mmHg以上の者は高血圧(hypertension)と呼ばれる。
高血圧
境界域高血圧
正常血圧

高血圧を防ぐ食事

1 標準体重か、それを下回るようにするために、カロリーは控える。
2 タンパク質は、脂肪の少ない動物性タンパク質をとる。
3 脂肪は、動脈硬化を助長することにもなりますので、とり過ぎないように。総カロリーの一五～二〇パーセントに。植物油と動物の油との割合は三対一とする。
4 糖質の過食は肥満を招き、血圧を上昇させるので控える。また糖質の過剰摂取をすると、血液中の中性脂肪が増え、動脈硬化が促進されるので要注意。
5 食塩は、制限する必要がある。無塩食が望ましいがそうもいかないので七～八グラムとする。
6 水分制限の必要はない。
7 香辛料の制限は不要。
8 野菜は血圧亢進の原因の一つである便秘の予防にもなり、空腹を防ぐこともできるので、大いに食べる。

9 喫食温度は、あまり熱すぎず、冷たすぎずがよい。

早死にするメニュー

❶チャーハン、スパゲティミートソース、ピザ、天丼、カツ丼、うな重、焼肉定食などは高カロリー。

❷タンパク質については、白身魚やとり肉、牛乳、卵、豆腐、納豆などは高血圧を防ぎますが、牛肉、豚肉、サケ、ニシンなどのタンパク質は血圧を亢進させるプリン体、尿素を含むので好ましくない。

❸脂肪の多い牛肉、しもふり肉や豚肉などは飽和脂肪酸が多い。

❹おにぎり、ラーメン、餃子定食など。おにぎりは意外にごはんの量が多い。ラーメン餃子定食は、ほとんど糖質である。甘いお菓子や、果物。

❺塩辛、ねり製品、佃煮は塩分が多い。

食塩を多く含む食品

100g中

食品名	g	食品名	g	食品名	g
かに（がん漬）	23.4	ザーサイ（漬物）	13.7	塩ホソケ（塩蔵）	10.4
梅干し	20.6	米みそ（赤色辛みそ）	13.0	やまごぼう（みそ漬）	10.2
もずく（塩蔵）	20.3	米みそ（淡色辛みそ）	12.4	ハヤシルウ	10.2
かずのこ（塩蔵）	17.5	こんぶ（佃煮）	12.4	カレールウ	10.2
梅　漬	16.8	だいこん（みそ漬）	11.9	ほや（塩辛）	10.2
うすくちしょうゆ	16.3	しらす干し	11.9	はまくり（佃煮）	10.2
あみ（塩辛）	15.7	練りウニ	11.9	のり（佃煮）	10.2
乾燥ワカメ（素干し）	15.5	いか（塩辛）	11.4	すじこ	9,7
塩くらげ	15.2	豆みそ	10.9	粒うに	9.1
こいくちしょうゆ	15.0	塩サンマ	10.9	あみ（佃煮）	9.1
カツオ（塩辛）	15.0	麦みそ	10.7	さくらエビ（煮干し）	8.9
寺納豆	14.2	まなここのわた	10.4	ウスターソース	8.6

科学技術庁資源調査会編：日本食品脂溶性成分表 1989

長生きするメニュー

①ちらしずし、鍋焼うどん、焼魚定食、幕の内弁当、五目そばはバランスよく低カロリー。
②タンパク質は、白身魚、とり肉、豆腐など。
③脂肪は、オリーブ油、ゴマ油、大豆油を。動物の油はすでに肉や魚に含まれている。
④ごはんを少なく、野菜は多く。
⑤お味噌汁などには大根や白菜など野菜をたっぷり入れて、お味噌のナトリウムを排除する。

▼朝食は必ず食べよう

朝食を抜く人は脳溢血になりやすいという調査結果が、国立がん研究センターと大阪大学の磯博康教授による約八万人の四五〜七四歳の男女の食事回数に分けた一三年間に及ぶ追跡調査によって二〇一六年一月に発表されました。

調査期間中に三七七二人が脳卒中を発症していますが、脳溢血は朝食回数が少ないほど高かったのだそうです。
脳溢血の原因とされる高血圧は、朝食をとることで血圧の上昇が抑えられ、抜くと空腹によるストレスで血圧が上昇することが、この研究で証明されています。

朝食には次のような効果があります。

①自律神経を整える

睡眠中は副交感神経が働いていますが、日中活動するには交感神経が働く必要があります。朝食を食べると胃や腸が蠕動運動を始め、この刺激で体内時計がリセットされ、交感神経が優位になるのです。交感神経は太陽の光や朝食をとることで目覚めます。

②エネルギーの補給に

脳のエネルギーは、ごはんやパンから得られる糖質が分解されて得られるブドウ糖しかありません。ブドウ糖は、グリコーゲンとして肝臓に蓄えられ必要に応じてブドウ糖となり血液中に放出されますが、このグリコーゲンが肝臓に蓄えられる量は約六〇gといわれ、毎時五gずつ消費されます。これは睡眠中も変わることなく行われます。前日の夕食が午後六時三〇分としますと、計算上翌朝六時三〇分には、肝臓に蓄えられたグリコーゲンはゼロということになります。

脳のエネルギー源はグリコーゲンですから、グリコーゲンがなくては働かないことになります。そのため脳が目覚めることなくボーッとしたままでいることになります。これでは午前中の仕事や勉強もはかどりません。

③便秘予防効果

朝食を食べることで、腸が刺激を受けて、腸のぜんどう運動が活発になります。逆に朝食を抜くと、便秘になりやすくなります。

五大栄養素をとるバランスの良い朝食

●糖質をとる 朝食のパンにコーヒーだけといったコンチネンタルスタイルはお勧めできません。

食べないよりはいいのですが、ビタミンB_1不足で疲労を招くことにも。

●タンパク質をとる　パン食には卵料理のスクランブルエッグなど、和食には煮魚や大根おろし添えの焼き魚をどうぞ。

●脂肪をとる　卵料理やサラダなどでとることができます。

●ビタミンをとる　ビタミンB_1は、豚肉、落花生、抹茶、たらこ、ごま等に多く含まれています。

●ミネラルをとる　牛乳やヨーグルト、じゃこや味噌汁のお豆腐にはカルシウムも含まれます。

腎臓病
＋
いもの
煮っころがし
＝
早死に

長生きするメニュー

塩分を排出する食べ合わせ

腎臓病が気になる人

心臓病や肝臓病というと、誰もが大変心配するわけですが、なぜか腎臓病というと、さほどには恐ろしい病気と思わない方が多いようですが、これは大まちがいといわねばなりません。

昔から「肝腎要《かんじんかなめ》」というではありませんか。代謝や解毒作用のある肝臓も大切ですが、有害物質を体外へ排泄する作用のある腎臓もまた重要な臓器であるわけです。

私の幼なじみは二二歳の若さで腎臓病で亡くなりました。大変な美貌の持主で〝美人薄命〟とは彼女のような人のことをいうのだとつくづく思ったものでした。

一代で財を成した某大手出版会社の社長さんも六〇歳と今ではまだまだ若く、これからという時期に、この世に心を残して他界されています。また多くの方々が腎臓病で命を落としていますので、私は大変腎臓病を若い頃から恐れ、少しでもむくみが出ますと、すぐ病院へ行くようにしてきました。

あなたにもし腎臓病の気がおありでしたら、くれぐれも用心いただきたいと思います。医師に見てもらうのはもちろんですが、日頃の食事も大いに気をつけねばなりません。

●腎臓病の食事のポイントは、減塩と、低タンパク食、カリウム制限食です。

ただし、**ネフローゼ症候群の場合は、尿中に多量のタンパク質が排出されますので、減塩、高タンパク食**となりますが、この場合は、きちっとした指導を医師や栄養士に受けるようにしてください。

ここでは、一般的な場合について申し上げることにいたしますので、ご了承ください。

チェック！　次のメニューはよく食べますか

でんがく

ハムなどのねり製品

田舎煮や筑前煮などの煮物　佃煮
すきやき　漬物
魚の照り焼　塩辛など
ちくわやかまぼこ

●これらの中で**佃煮や塩辛**は明らかに塩分が多いとわかりますが、**おでんや煮物**などは意外に塩分が多いとは知られていないようです。

●**でんがく**も味噌をつけますし、おふくろの味といわれる**田舎煮や筑前煮**、**すきやき**、**魚の照り焼**は、いわゆる甘辛い味付けになっていて、糖も塩分もどちらもたっぷりと使われているわけです。

●たとえば、**いもの煮っころがし**（一人分）には塩分が二グラム含まれています。糖分は六グラムです。塩分二グラムは厚生労働省が正常人に対して指導している一日成人男子八グラム、成人女子七グラムの四分の一の量となるわけです。たった一品でそれだけの量をとってしまったら問題です。

特に腎臓病に関しては、重症のⅠ度の方はまったくとってはいけませんが、最も軽いⅢ度の方でも六グラムと制限されているわけですから、こうした濃い味付けはよくありません。

●**ちくわ、かまぼこ、ハム**といったねり製品等は、**魚肉や獣肉**の三パーセントの塩分(海水と同じ塩辛さ)が含まれていますのでこれも問題です。**カズノコ**などは塩抜きできますが、これらはそういきませんので。

●**佃煮**には、**こうなごやコンブ**など体によいものも多いので、**おひたしやサラダに少量振りかけて、おしょうゆやドレッシング代わりに**召し上がるとよいでしょう。

●**お漬物は塩分の少ないぬか漬けや浅漬け**を召し上がれば、ビタミンの補給にもなります。

●**塩辛は生の大根やにんじんと混ぜて**召し上がれば、大根やにんじんもおいしくなり、野菜のカリウムが塩分を排出してくれるので一石二鳥です。

それから塩分を減らしても、おいしく食べる工夫をされることも大切です。

塩分を減らすアイデア

①ユズやカボスで酸味を効かせたり、香辛料を用いて、香り付けをする。
②肉や魚は焼いて香ばしさをつける。
③煮物や汁物その他のお料理は、かつお節やだし汁を用いて、旨味を強めにつける。
④酢味を効かせる。
⑤新鮮な材料を用いて、材料の持味も生かす。

タンパク質をとり過ぎないために、じゃがいもやさといも、さつまいもといったいも類や、かぼちゃやにんじんといった緑黄色野菜の煮物で、食卓にボリュームをもたせるとよいのですが、カリウムも多いので、とり過ぎはさけましょう。

動脈硬化＋ドーナツ＝早死に

長生きするメニュー

バランスのとれた、とっておきメニュー

●**動脈硬化とは、動脈壁が弾力を失って硬くもろくなる症状をいいます。**

動脈硬化症には粥状硬化症（アテローム硬化症）、中膜硬化症、細動脈硬化症があります。一度動脈硬化になってしまうと、その治療は非常に難しいため、ここでは予防についてて申し上げることにいたしましょう。

動脈硬化症を起こす原因はまだ不明です。いろいろな説がありますが、単一の原因によるものではなく、いろいろな原因が重なり合って生ずると考えられます。

●**年齢（老化）、血管におよぼす血流圧の機械的衝撃、内分泌因子（糖尿病、粘液水腫）、精神的肉体的な過労、喫煙、飲酒などがあげられます。**

●**その他、特に食事との関係、および脂質の代謝異常が重視されます。**

食事では動物性タンパク質、脂肪、エネルギー量の多い人が冠動脈疾患になりやす

いことがわかってきました。

●肥満者は冠状動脈、その他の動脈硬化症が非肥満者よりも多いことも報告されています。

食糧不足の地域では動脈硬化の発生が減少しています。

●動脈硬化を防ぐには、動脈硬化をきたす脂質代謝異常症に注意を。

脂質代謝異常症とは、血漿中の脂質が増加した状態をいいます。脂質量が全体として増加する場合とコレステロール、トリグリセド、遊離脂肪酸などのいずれかが上昇した場合をいいます。

●治療は食事療法が第一に掲げられています。

動脈硬化はその発生した場所や程度によって症状もいろいろです。体表面から触れることのできる動脈として橈骨《とうこつ》動脈、上腕動脈は硬くなり、蛇行しますのですぐにわかります。眼底検査で眼底動脈の硬化をみることもできます。眼底動脈と脳動脈は同様の変化をするため、脳動脈の硬化を知ることができます。

●血圧の上昇が見られる場合もありますが、必ずしも血圧が上昇するとは限りませんので要注意です。

脂質代謝異常症、動脈硬化を防ぐ食事

1 カロリー制限をする。

2 脂質（コレステロール、中性脂肪）を制限する。脂肪は植物油、魚の油がよい。

3 糖質の制限をする。

糖質の量は少量とし、肥満をさけるようにする。砂糖を多くとると血清トリグリセライドが上昇することがわかっており、これはコレステロールと並んで動脈硬化の発生と関係深いものとされています。

特に糖質からのトリグリセライドが重視されているのです。

4 タンパク質は多すぎても、少なすぎても血清コレステロールを増してよくないので、所要量をとるようにする。動物性タンパク質対植物性タンパク質を一対一とすると

よい。

早死にするメニュー

❶チャーハン、スパゲティミートソース、ピザ、天丼、カツ丼、うな重、焼肉定食などカロリーの高いメニュー。

❷牛肉、豚肉、卵黄、イクラ、ウニなどはコレステロールが多い。

❸砂糖、ケーキ、ドーナツ、キャンディ、シュークリームは、トリグリセライドとなる。

❹二〇〇グラム以上のステーキ、牛肉や豚肉、鶏肉、卵、チーズ等はよく食べ、大豆及び大豆製品のお豆腐などは食べない。

長生きするメニュー

①チラシずし、鍋焼うどん、焼魚定食、幕の内弁当、五目そば等は、栄養のバランスがとれていてあまり高カロリーでない。

②サンマ、サバ、アジなど青身の魚を主に食べ、料理用の油は、オリーブ油、エゴマ油、ゴマ油を。
③甘い物を食べたい時はこぶ茶や抹茶と。
④肉や魚は一日二〇〇グラム位とし、大豆やお豆腐は一〇〇グラム位とるようにする。

糖尿病＋カツ丼・天丼＝早死に

高カロリーを低カロリーに変える食べ方

近頃、糖尿病はごく一般的な病気となって「いやあ、実はボク糖尿病なんですよ、アハハ」なんてことは、日常茶飯事です。

エジプトでは、四〇〇〇年前から大量の尿が出て、のどがかわき、やせおとろえる病気として知られ、インドや中国では、尿にアリが集まってくる病気として一五〇〇年前から知られています。

しかし、ヨーロッパでは三〇〇年前になってようやく知られるようになりました。オックスフォード大学のウイリス教授が、尿が蜜のように甘いことを発見して、この病気は「糖尿病」と呼ばれるようになりました。

●糖尿病は膵臓のランゲルハンス島からのインスリンの分泌不足によって、糖質の代

謝異常が起こるもので、長いこと肥満状態が続いたり、カロリーのとり過ぎ、過労などが原因で起こるといわれています。男女共に五〇代で最も発病しやすいことがわかっています。

一般に糖尿病は生活水準が高い、文明国に多い病気とされています。第二次大戦中、日本やドイツ、北欧諸国で糖尿病が急に減少して、戦後になって増加しており、さらにわが国では経済成長に伴って急増していることも、前述の状況を証明しているわけです。

●糖尿病の予防と治療では食生活が大きなウエイトを担っています。カロリー制限がポイントとなり、肥満は絶対避けねばなりません。

早死にするメニュー

❶カツ丼（九七一キロカロリー）
❷天丼（九一五キロカロリー）

❼ラザニア（六五〇キロカロリー）
❽ビーフシチュー（六三〇キロカロリー）

❸うな重（七五〇キロカロリー）
❹牛丼（六三〇キロカロリー）
❺ステーキ（六一九キロカロリー）
❻ミックスピザ（七一一キロカロリー）
❾ハンバーグ（六九一キロカロリー）
❿カニピラフ（六二二キロカロリー）
⓫ドライカレー（七一二キロカロリー）
⓬スパゲティミートソース（六八八キロカロリー）など

これらがどうしてもお好きな方は、一工夫して、低カロリーにしてから食べましょう。

長生きする食べ方

①❶のカツ丼のカツは、できるだけ細かいパン粉をつけて、テフロン加工のフライパンで蒸し焼きにすると油を使わずにすみます。豚肉ですので弱火にして一五分位よく火を通すようにしてください。
②❷の天丼のてんぷらは衣なしの素揚げでもおいしいのでお試しください。
③❸のうな重はお坊さんが食べるように、お豆腐と小麦粉を混ぜたものをうなぎ大に

切ったのりにつけて揚げたものにタレをつけた〝お豆腐の蒲焼〟を食べてはいかがでしょうか。

④❹の牛丼は、極力油のない肉を用いるとカロリーが低くなります。ただし肉が硬いので、パパイヤやパイナップルの汁をかけて二、三時間おいて、やわらかくなった肉を用いるか、この際ミンチにして、挽肉牛丼にされては。

⑤❺のステーキは油を使わないでグリルで焼くと余分な油が下に落ちてしまうので、その分低カロリーとなります。

⑥❻のミックスピザは、チーズの代わりにローカロリーのマヨネーズを使ってもおいしくいただけます。

⑦❼のラザニアは、チーズを控えて、その代わりバジルなどの香味野菜を効かせるようにしてはいかがでしょう。

⑧❽のビーフシチューは、にんじんやタマネギなどをたくさん入れて野菜を多くし、肉を控えたものに。コンニャクや小麦粉のおだんごを入れてもおいしくいただけます。本来のものとは変わってしまいますが、エビやイカなどを入れてもおいしいで

すよ。

⑨❾のハンバーグは、鶏のささみで作ったハンバーグやお豆腐のハンバーグですと、低カロリーになります。

⑩❿のカニピラフはテフロン加工のフライパンでバターを使わずに炒めてはいかがでしょう。

⑪⓫のドライカレーもテフロン加工のフライパンを使いましょう。どうしてもバターの香りが欲しい方なら、炊き上がってから、ほんの少しバターを落とすとよいでしょう。

⑫⓬のスパゲティミートソースは、カロリーの低いレバーを使って、香辛料を効かすとおいしくいただけます。

貧血
＋
チキンドライカレー
＝
悪化

長生きするメニュー

鉄分の吸収能力を高める食べ合わせ

▼鉄欠乏性貧血

朝の通勤ラッシュで人波にもまれて降りたホームで突然クラクラ――。あなたも一度や二度経験されたことがおありではないでしょうか。そしてすぐ治まってしまうので大したことはない、とやり過ごしてしまわれるのではないでしょうか。

それから、ふっと席を立った瞬間クラクラッとなることもおありでしょう。それらは、疲労が原因のこともありますが、貧血が原因している場合が多いのです。

●貧血の多くは「鉄欠乏性貧血」です。

人体には通常四～五グラムの鉄分があり、その七〇パーセントが血液中のヘモグロビン（血色素）に滞留しています。残りの三〇パーセントは筋肉や肝臓、脾臓などに貯蔵鉄として貯えられています。血液の赤い色（正確には赤血球）は、鉄分によってつくられています。

鉄分の一日の必要摂取量は男性一〇ミリグラム、女性一二ミリグラムです。一方体外に排出されてしまう分が毎日〇・五〜一・五グラムとなっています。

●**鉄分は十二指腸や小腸の上部から吸収されますが、健康人の腸には鉄分の吸収を自動調節する機能があって、体に鉄分が不足していると必要なだけどんどん吸収し、過剰のときには吸収を止めます。**こうした便利な仕組みになっていますが、安心してはいけません。

●**食物からとる鉄分の絶対供給量そのものが少ないと、貧血はすぐ起こってしまうのですから。貧血気味の方は、鉄分の多い食事を日頃からとるようにしなければなりません。**

●**鉄分の他に血液が作られるのに必要なタンパク質や、ビタミンB_6、B_{12}、葉酸なども充分とる必要があります。**

▼鉄分の多い食品

きくらげ、はまぐりの佃煮、青のり、カレー粉、アサリ佃煮、煮干し、抹茶、コンブ佃煮、ホッキ貝、豚レバー、あおやぎ、シジミ、ゴマ、切干し大根、凍り豆腐、大豆、きなこなど。

当然のことながら乾物に多く含まれていますが、あまり高そうな食品ではないのが嬉しいところです。

早死にするメニュー

❶きくらげとエビの炒めものに、ごはんと豆腐の味噌汁に、白菜の漬物
❷キャベツとタマネギとマッシュルームのお好み焼きに青のりをかけたもの
❸鶏肉のドライカレーにシーフードサラダ（エビ、イカ、タマネギ）
❹豚レバーステーキにマッシュルーム炒め、コンソメスープなど

❷を除いて❶❸❹の場合はすべて、ビタミンCが不足しています。

❷はタンパク質不足です。

鉄分は人体中で最も多く含まれているミネラルですが、吸収の悪いのが難点です。この鉄分の吸収を高めるのに、ビタミンCとタンパク質の助けが必要なのです。

長生きするメニュー

①❶の場合はエビにタンパク質が含まれていますので、それに、にらのおひたしなど、ビタミンCを多く含むお料理を加えるとよいでしょう。

②❷の場合は、青のりにビタミンCが含まれていますので、お好み焼きに豚肉やイカなどを加えてタンパク質を補うようにするとよいでしょう。

③❸の鶏肉には、すぐれたタンパク質が含まれていますが、これもビタミンCが不足していますので、ここはグリーンサラダを召し上がる方がよいでしょう。

④❹もビタミンC不足ですので、ブロッコリーやカリフラワーのサラダなどを加えれば、申し分ありません。

▼鉄分不足以外の貧血

鉄分不足によるものでない貧血として、ビタミンB_6、B_{12}、葉酸、ミネラルの銅の不足などによる貧血もあります。

あまり日頃なじみのない栄養素もでてきましたが、どうぞご心配なく。

ビタミンB_6 水溶性のビタミンで、一日に三〜四ミリグラム必要とされていますが、三食バランスよく食べていれば充分足りる量です。

調理によって失われる量も少なく、腸内細菌によっても合成されます。アミノ酸に関与しています。

ビタミンB_6を多く含む食品は、酵母、レバー（牛、豚、鶏のいずれでもよい）、牛肉、豚肉、鶏肉、羊肉、魚介類、卵、牛乳、脱脂粉乳、豆類です。

ビタミンB_{12} 水溶性のビタミンで、一日の推奨量は成人男女共二・四マイクログラムですが、それも三食きちんと取っていれば充分足りる量です。核酸の生合成に必要です。

ビタミンB_{12}の吸収には胃液の助けがいりますので、胃を全部摘出してしまった場合にはビタミンB_{12}欠乏症になる恐れがあります。

レバーや牛肉、豚肉、鶏肉、羊肉、魚介類、チーズ、脱脂粉乳、卵などに含まれます。

葉酸 水溶性のビタミンで、一日の推奨量は成人男性女性共に二・四マイクログラムとしていますが、これも三食きちんと食べていれば足りる量です。ほうれん草から発見されたので葉酸と名付けられたものです。血球の再生を図ります。

酵母、レバー、牛肉、豚肉、鶏肉、羊肉、卵黄、胚芽、牛乳、豆類に含まれます。

調理によって損失は少ないので、比較的とりやすい栄養素です。ビタミンCを含む食品との食べ合わせをしますと、より効果的となります。

ビタミンC ビタミンCを多く含む食品は、パセリ、ブロッコリー、芽キャベツ、ゆずの皮、菜の花、とうがらし、レモン全果、ししとうがらし、葉とうがらし、ピー

マン、イチゴ、キウイフルーツ、かぶの葉などです。

ミネラルの銅 推奨量は成人男子一・〇ミリグラム、女子〇・八ミリグラムを一日に必要とされていますが、それも通常の食事で充分とれる量です。成人の体内には約八〇ミリグラム含まれています。筋肉や骨や肝臓に多く含まれています。骨髄でヘモグロビンを作るときに協力をします。また、腸からの鉄の吸収を助ける働きもします。**レバーやココア、チョコレートなどに多く含まれています。**

酵母 **ビタミンB_6と葉酸は酵母に多く含まれていると申し上げましたが、酵母は、お味噌やお酢、お酒、ビール、納豆、チーズなどの発酵食品に含まれています。**

日本は、湿気の多い土地柄、発酵食品を作るのに適しており、多くの発酵食品を生み、日本人の健康を支えてきました。

昔はお味噌はそれぞれの家で作る自家製のものを食べてきました。麦味噌、豆味噌など好みのものを手塩をかけて作っていたのです。

どんな貧しい家にもこの自家製のお味噌はあり、生野菜につけて、今でいうサラダ代わりに食べ、お味噌汁にして飲み、でんがくにして食べていました。

大豆を原料としたお味噌は、日本人の優秀な頭脳を育んできた食品の一つでもあるのです。生きた酵素が含まれた食品をとってきたわけです。

生きた酵素をとっても、それが腸に到達する頃には、もはや生きてはいないともいわれていますが、それでも、酵母には、ビタミンB_6や葉酸などといった必要不可欠の栄養素を含んでいますので、それだけでも、評価に値するのです。


貧血は女性の専売特許のようにいわれていますが、（確かに女性の四人に一人は貧血とされています）男性にも貧血の方が結構おられます。

最近のように、駅の立食そばをかき込んで、お昼は、〝ラーメン、餃子ライス〟か、ファストフード店のハンバーガー、そして夜は接待で、おつまみとお酒でほとんど食事らしい食事をしない――、こんな風では、血液だってまともに作られるはずがありません。

中年
＋
不規則な食事
＝
生活習慣病

長生きするメニュー

四〇歳を過ぎたら変えたい理想の食事

あなたが四〇歳を過ぎておられるのでしたら、あなたはここでこれまでの生活を一変して〝食〟を生活の中心に据える必要があります。

そして、これまでの人まかせの食をあなた自身で管理するようにしなければなりません。

これまでは、少々いい加減な食事をしても、若さというものが、それをカバーしてくれていました。けれども四〇歳を過ぎた今、この若さという怪物に頼るのは危険極まりないことです。

ことに四〇代は、男性は最も世の中から信頼され必要とされる時期です。マイホームパパであっても、そうそう家族と一緒に楽しんでばかりはいられません。

時には家族のことを忘れて仕事に打ち込まなければなりません。実績をあげるためには残業や接待も多いことでしょう。

あなたは、食事のほとんどを家の外でとることになるわけです。もし、朝寝坊して駅のホームで立食いそばとか、喫茶店でモーニングサービスを、ということになれば、食事はすべて外で、というわけです。

こうなると、あなたは奥さんの手助けをあてにするわけにはいきません。家で食事をすればこそ、栄養満点の奥さんの食事を食べることができるわけですが、外ではそうはいきません。

あなたは、お店に入って、いちいち食べるものをご自分で選ばなくてはいけません。安いものをとか、前の人が選んだものを、などと、安易な態度で選択することは好ましくありません。

●いい加減な食生活を送っていますと、やがてそのツケを、生活習慣病という大きな代償として支払わされることになるのです。

三〇代、四〇代の好ましくない食生活の結果は、遅くとも五〇代ではっきりと表われます。五〇歳になると、二〇歳の年齢の開きが出ます。ある人は、五〇歳にもかかわらず、四〇歳の若々しい肉体をしており、ある人は肝臓病に心臓病に高血圧と生活習慣病漬けで六〇歳の肉体をしているというふうに。

忙しさにかまけて、ついついおろそかにした食生活が、はっきりとした結果をもたらすわけです。あなたはいかがでしょうか。

この大切な食生活をあなた自身が管理していくためには、それなりの知識がいることになります。

どのような食品にどのような働きがあるかといったことが、おおよそのところわからなくては、自分の食事も、選ぶことができないことになります。

四〇歳を過ぎた時のメニュー

1 一回に必要な栄養素（一日でもよい）を頭に思い浮かべてメニューを選ぶ。

2 食べ過ぎをしない。

おいしいものを見ると、ついつい食べ過ぎをするのが人情というもの。でも、ここは強い精神をもって、じっとガマンの子でいてほしいのです。

3 食事は三食きちんと食べる。

特に朝食をぬくと脳溢血になりやすいと国立がんセンターなどの発表があります。ことに接待をされる場合やされた場合など、お酒だけを飲みがちです。接待された場合、相手が食べないとなかなか食べにくいものですが、極力食べるようにいたしましょう。

4 食事は主食を中心にしないで、おかずを中心に食べるようにした方が、より多くの食品をとることができてよい。

ごはんは一杯位にして、その分、おかずを食べるなど。バラエティに富んだ食品をとることが望ましいとされています。

5 少量で質のよいものを食べるようにする。

具体的にいえば、良質のタンパク質、ビタミン、ミネラルを豊富に含むメニューがよい。良質のタンパク質とは、アジ、アナゴ、イワシ、うなぎ、マグロ、サケ、サバ、サンマ、タラ、どじょう、ニシン、ヒラメ、フグ、マス、メバル、メルルーサ、牛肉、鶏肉、卵などといった魚や肉、卵大豆など。

6 日頃食べる主な食品のだいたいのカロリーを覚えておくとよい。

7 忙しくとも、ゆっくり噛む。

消化もよくなるが、むやみに食べ過ぎをしないですみます。

8 塩分を控えめに。

塩分の量は一日トータルで八～七グラム以下が好ましいとされています。ちょっと濃いめの和食は一食で七グラム位とってしまうことになりますので要注意。

塩分を少なくする方法として、おひたしなどは、おしょうゆをかけないで、少量ずつつけてたべるようにしますと、三分の一の量ですむことになります。

魚は煮魚より、焼魚の方が塩分が少なくてすみます。

香辛料やレモンなどを用いると、塩分が少なくてもおいしいものです。

9 寝る時間の三時間前からは、飲んだり食べたりしない。

遅くまで食べていますと、胃の中に食物があるため、睡眠の妨げとなります。さらに肥満の原因にも。

10 肉より魚をメインにし肉類は特に脂肪の多い肉は控えめに。

肉の飽和脂肪酸はコレステロールとして血管内に貯りやすく、高血圧や動脈硬化を招くことになります。

11 砂糖、脂肪はとり過ぎない。

ケーキやアイスクリームは高カロリーで、てんぷらやトンカツも高カロリー。共に肥満を招きやすいのでほどほどに。

12 カルシウムをとる。

カルシウムが不足すると血圧が上がったり集中力が失せたり、いら立つので、一日に牛乳をコップ一杯飲みましょう。

13 食物繊維をとる。

運動不足になりがちなので、食物繊維をとって、腸の働きをよくします。食物繊維は野菜、海草、きのこ、こんにゃくなどに多い。

食物繊維は、体内の有害物質をも排出し大腸ガンの予防にもなります。

14 **お酒の飲み過ぎを避ける。**

お酒は、一グラム当たり七キロカロリーあり、飲み過ぎは、肥満や肝臓病を招きます。お酒のカロリーは中身のないもので〝エンプティカロリー〟と呼ばれます。

15 **ゆとりがあれば、「食日記」をつけるのも面白い。**

誰と何を食べ、どんな話をしたか、などをつけておくと後々になって、よい思い出ともなるし、体の具合が悪くなった時にはなにが原因かを追求できます。

16 **刺激物に注意を。**

極端に熱いもの、冷たいもの、ブラックコーヒーなどは、胃壁を傷つけ、ガンなどになりやすくなるので、極力避けるのが望ましいのです。

以上のようなことに気をつけていただきたいと思います。

早死にするメニュー

❶ラーメン、餃子定食
❷餃子ライス
❻コンチネンタル（トーストにコーヒー）
❼のり弁当

❸もりそばのみ
❹コロッケ定食
❺きのこスパゲティとコーヒー
❽のり巻ずし
❾菓子パンに牛乳
❿ハンバーガーにコーヒー

これらの食事がなぜ悪いのかを申し上げましょう。

❶の**ラーメン餃子**は、若い人たちに大変人気がありますが、熟年の殿方も食べておられるのをよく見かけます。

食べるととってもおいしく、要するに人気のメニューを二つ組合わせているわけです。しかし、糖質と脂肪が主で高カロリー（合計約七八〇キロカロリー）の割に、タンパク質やビタミン、ミネラルが大幅に不足していて、食事と呼ぶには、少々わびしい気がします。

❷の**餃子ライス**は糖質がほとんどです。餃子は家庭で作る場合は、たっぷりと豚肉を使いますが、外食の場合は、これは望めません。ほとんどが白菜ですので、ビタミンもミネラルも不足しています。

❸の**もりそば**のみでは、まったく糖質のみです。タンパク質も、ビタミンも、ミネラルも不足しています。

❹の**コロッケ定食**は、ほとんど肉が入っていなくてじゃがいものみですので、これは、糖質と脂肪のみということです。高カロリー（五〇〇キロカロリー）の割には中身に乏しい食事です。

❺の**きのこスパゲティ**は若い女性に人気のスパゲティの一つですが、きのこには、ビタミンB_2が少し含まれるほか、カリウムと食物繊維が主ですので、それだけでは、タンパク質、多くのビタミンB_1、C、E等が不足し、疲れやすくなります。その上肥満を招きますので、要注意です。

❻の**コンチネンタル**は早朝、喫茶店やホテルで、ビジネスマンがよく食べている食事です。日本人に限らず、アメリカ人、イギリス人、フランス人と、西欧のビジネスマンも手軽なせいか、これだけで朝食を済ませるのをよく見受けます。糖質のみで栄養不足になります。

❼の**のり弁当**は、のりとごはんだけですので、糖質とβ―カロテンが主で、明らかに

栄養不足です。
❽の**のり巻ずし**も〝のり弁当〟と同様のことがいえます。
❾の**メロンパンやチョコレートパン**、**チーズパン**など菓子パンとひと口に言ってもいろいろありますが、ビタミンやミネラルが不足しがちです。甘い菓子パンでは、糖質のみとなり、食べ過ぎれば、肥満を招きます。
❿の**ハンバーガー**は、とかく脂肪の多い安い挽き肉が使われていますので、高カロリー（約六九一キロカロリー）ですし、コレステロールも心配されますので、あまりおすすめできるものではありません。

長生きするメニュー

①お刺身定食（豆腐みそ汁付）
②焼魚定食
③鍋焼うどん
④よせ鍋
⑤五目そば
⑥豆腐ステーキ定食
⑦ちらしずし定食など

①の**お刺身定食**は、マグロやイカ、タコ、赤貝など、さまざまなお魚が組合わされていますので、タンパク質は完璧です。おひたしとお豆腐の味噌汁がついていますので、ビタミン、ミネラルともまあまあです。

②の**焼魚**（サバ、サケ、アジ等）はすぐれたタンパク質で、不飽和脂肪酸が含まれていますので、コレステロールを低下させるのにも効果的です。頭の働きをよくするDHAも多く一石二鳥です。おひたしとお味噌汁がついているので、栄養的にもすぐれています。

③の**鍋焼うどん**には、かまぼこ、卵、ほうれん草、しいたけなど、たくさんの食品が入っていますので、栄養的にバランスがとれています。しかも、肉よりも魚類が主ですので健康上にもよいのです。

④の**よせ鍋**は、鍋焼うどん以上に、白身魚の切り身やエビ、ねり製品、春菊、ねぎ、きのこ、白菜、しらたきなどが盛りだくさんで、これらは、すべて低カロリーのものばかりですから申し分ありません。また、昆布を用いて昆布だしを取りますので、ヨウ素も含まれています。ポン酢しょうゆなどを用いているのも健康的で最高です。

⑤の**五目そば**にも、白菜、ほうれん草、しいたけ、牛肉または豚肉、かまぼこなどたくさんの食品が用いられていて、栄養的にかなりバランスがよいのです。

五目そばは、中華そばでなく日本そばであれば、血管をやわらかくするルチンという成分が含まれていますので、理想的です。

⑥の**豆腐ステーキ**は〝ビーフステーキ〟の代わりにおすすめいたします。

すぐれた植物性タンパク質で消化もよく、コレステロールもまったくなく、低カロリーで、いうことはありません。豆腐に含まれているサポニンが、コレステロールを取り除く働きをしてくれますので、これも生活習慣病予防に有効です。

⑦の**ちらしずし定食**には、たくさんの種類の魚が用いられていますので、良質のタンパク質がとれます。それにおひたしとお味噌汁がつけば、かなり申し分ないものとなるのです。

▼足腰の筋肉をつけてロコモ予防法を

最近「健康寿命」ということがいわれます。寝たきりとなって、ただ長生きをすることでなく、足腰を丈夫にして、できるだけ介護を必要としなくて、楽しく有意義な人生を過ごすことを目的とした、国の考えでもあります。

このためには「足腰の衰えで歩行が困難になるロコモ（ロコモティブシンドローム）」を予防することです。足腰の筋肉の衰えに気付かず、立ち上がりにくいと思った時には、筋肉の太さが半分になっていたりします。筋肉の衰えのことを「筋減弱症」といいます。

筋肉の減少は運動不足が原因です。それはふくらはぎの太さでわかります。ふとももの一番太いところが、両手の親指と人差し指の輪のなかに入ってしまう状態です。

●筋肉の減少を防ぐのには、運動と気張らないで、厚労省の勧める「＋10（プラス・テン）から始めよう」と、いまの状態より一〇分多く体を動かすことです。テレビを見ながらの、ながら運動でいいのです。ストレッチや、腰の痛い人は背中を曲げる運動や、座りっぱなしの人は、体を反らせる運動などがお勧めです。

●運動することにより、血管が開き、血流がよくなるので、腰などの痛みも取れるの

です。運動は何回かに分けて行っても構いませんので、続けるようにしましょう。
●食事も大切です。高齢になると食が細くなり栄養不足になりがちです。バランスよくとることです。
ロコモ予防の食事としては、主食、主菜、副菜以外に、牛乳、乳製品、果物も毎日とるようにしてください。

骨と筋肉のためには例えば「八宝菜」を。イカやエビなどのたんぱく質と、ピーマンやニンジンなどにビタミンCが含まれていて、コラーゲンも作られるので、筋肉が強くなります。

骨粗鬆症には「鰺の南蛮漬ブロッコリースプラウト添え」などいかがでしょうか。鰺のビタミンDが骨のカルシウムの吸収を助け、ビタミンCもとれます。
●ロコモ予防に必要な主な栄養素は、たんぱく質、カルシウム、ビタミンCとDということです。これに運動がプラスされることで、カルシウムが骨に沈着して丈夫な骨になるのです。体の衰えが始まる四〇歳頃から始めれば、理想的です。

卵黄
＋
コレステロール
＝
肩こり

長生きするメニュー

血行をよくする〝お酢〟の効力

四十肩、五十肩と肩こりは実に辛いものですね。肩こりは何も熟年以後の人のものではなく、結構若い人にも多いものです。

あなたがもし、肩こりがひどいようでしたら、これは早く何とかしなければなりません。マッサージをしてもらうのもよいでしょう。肩をもんでもらうのもよいでしょう。手頃な年齢の子供さんがいつもそばにいてくれれば、

「ちょっと肩をもんでくれない」

と声を掛ければよいでしょうが、周囲に誰もいない場合にはそうもいきません。辛さと一人闘わなければなりません。


あなたが一人で肩こりを治す方法の一つに、食べもののとり方があります。

●まず次のような食品は、なるべく避けていただきたいのです。卵黄、するめ、うずら卵、カズノコ、鶏レバー、ししゃも、タラコ、ウニ、しらす干し、豚レバー、うなぎ、バターなど。

これらの食品は、コレステロールが多いため、血管壁にコレステロールが沈着しやすく、血液の流れを妨げるからです。

私自身大変肩こりしやすい体質ですが、コレステロールの少ない魚介類を主に食べている時はかなりムリをしても肩こりしませんが、旅に出て、旅先で肉攻めに会いますと、すぐに肩こりが始まってしまいます。

●そうした肩こりの時には、お酢をとることにしています。外国では、日本のように〝酢のもの〟というのがなく、困りますが、イギリスなどでは、フライにかけるようテーブルに出されている黒酢を、コップの水の中に数滴落として飲んだりします。

●お酢には、酢酸、リンゴ酸、コハク酸、クエン酸などの有機酸がたくさん含まれていますが、この有機酸が血液成分が固まるのを解消し、血行をよくします。さらに、

これら有機酸は、乳酸を分解する働きもあるのです。

●肩こりの原因の一つは、体内に乳酸が貯まることによりますので、この乳酸が、お酢のクエン酸、リンゴ酸、コハク酸、酢酸などによって分解されるわけです。

お酢がスタミナのもとといわれるゆえんも、こうした働きによるものと思われます。お酢がよいと申し上げても、実際には多くの男性は、あまり酸っぱいものを好まず、どちらかといいますと苦手のようですが、そうした方は、あまり酸っぱくなさらずに少量のお酢を用いられるとよいと思います。

●たとえば、温かいスープに少量お酢を落とされてもよいでしょう。

中華料理の〝酸辣湯《サンラータン》〟は酸っぱくて、辛《から》いスープですが、これなどは大変肩こりに効果があると思います。簡単ですから、あなたご自身でも手軽にお作りになれます。

酸辣湯の作り方

〈材料〉一人分

豆腐　1／4丁　　　中華スープの素　一人分
たけのこ　二〇グラム　　辣油《ラーユ》　少々
生しいたけ　一枚　　　とき卵　1／2個
〈作り方〉
①お豆腐、たけのこ、しいたけは五センチの長さの線切りに。
②お鍋に一カップの水を入れ、中華スープの素を入れ①の材料を加えます。
③②に火が通ったらとき卵と辣油を加え、好みで片栗粉を加えてとろみをつけます。

アツアツのこのスープを召し上がれば、肩こりも一気に吹き飛んでしまうことでしょう。あなたもどうぞお試しください。

この他に、野菜炒めや焼魚などにも、ひと振りお酢を振りかけると、サッパリした味わいがしておいしいし、効果もバツグンです。インドでは、とうがらし入りのお酢を食卓におき、各自で好きなようにお料理にかけて食べます。

魚だけを食べる＋スタミナ不足＝無気力

長生きするメニュー

良質のタンパク質の吸収を高める食べ方

無気力、無関心、無感動――これが近頃の若者の象徴といわれてから久しくなりますが、これは何も若者の専売特許でもない気がします。

世の中が不安定のせいか、熟年といわれる最も人生の華の時を、無気力のうちに過ごす人々を多く見かけます。

気持ちはわからないでもありませんが、一度しかない人生、何はともあれ、やる気を起こして生きていきたいものです。

やる気を起こすのには、人生に目標や希望を見出すことですが、そのためには肉体的エネルギーを必要とします。

●スタミナをつけることですが、そのためには、良質のタンパク質とストレスに強くなるビタミンCを充分とることが望まれます。

●良質のタンパク質とはアジ、アナゴ、イワシ、うなぎ、マグロ、サケ、サバ、サンマ、タラ、どじょう、ニシン、ヒラメ、フグ、マス、メバル、メルルーサ、牛肉、鶏肉、卵、大豆などです。

これらの食品は、アミノ酸のバランスが非常によいのです。魚類が主であることがおわかりいただけると思いますが、それは、四方を海で囲まれ河川の多い日本人としては、非常にありがたいことといえます。何はなくとも、まず、お魚を食べていればよい、ということになるのですから。

しかも、新鮮なものを食べる日本人の食べ方は、最高です。アメリカ人やヨーロッパ人は、自宅で、生のお魚を食べることはまずありません。アメリカのスーパーで売られているお魚などは、加熱調理用として売られていますので生で食べることは危険です。新鮮であっても、処理の仕方に問題がありますので、やはり生で食べるのは好ましくなく、アメリカの栄養学者が、生のお魚を食べるとサルモネラ菌がいるからよくないと忠告するのも、処理の仕方に問題があるからです。

●**タンパク質は加熱により変性しますので、生の状態のまま**の方が消化吸収がよいのです。

●**このタンパク質は、ビタミンB_6の助けを借りて消化吸収が高まります。**

●**ビタミンB_6は、酵母、レバー（牛、豚、鶏いずれでも可）、牛肉、豚肉、鶏肉、イワシ、サバ、サンマ、アジ、ニシン、卵、牛乳、脱脂粉乳、豆類など**があります。

●**酵母は、チーズ、お味噌、ビールなどの発酵食品**に含まれます。

●**タンパク質とビタミンB_6を含んだ食品を同時に食べ合わせる**ことで、タンパク質の効果が充分に発揮されることになるのです。

ですからあなたは、タラやヒラメ、フグやメバルなどを単に単品だけで召し上がることはあまり好ましいとはいえません。もっともお魚だけ単品をおかずとして召し上がることはあまりなく、何かと食べ合わせるとは思いますが。

●**タラは、牛乳を使ったグラタン**などにすれば申し分なく、**ヒラメは卵を使った茶わん蒸し**を添えればよいでしょう。

フグには高野豆腐の煮物などを添えて、メバルには煮豆を添えるなどすれば、それぞれのタンパク質が有効に働くことになります。

●プラスして頼もしいビタミンCを含む食品を充分とるとよいでしょう。

●ビタミンCは、パセリ、ブロッコリー、芽キャベツ、菜の花、とうがらし、レモン、ししとうがらし、ピーマン、イチゴ、キウイフルーツなどに多く含まれています。

パセリにビタミンCが多いといっても、なかなかパセリだけを食べるわけにもいきません。口の中でモグモグして、兎にでもなった気分になるでしょうから。

しかし、細かく葉を刻んで、サラダやお味噌汁や焼魚などにふりかけて召し上がると、そうまずいものでもありませんので、お試しください。せっかく栄養のあるものをみすみす逃すこともないでしょう。

とうがらしも量を食べられるものではありませんが、食卓に常備するとよいでしょう。

肉食中心
＋
亜鉛不足
＝
食欲不振

長生きするメニュー

食欲が湧いてくる食べ合わせ

食欲がどうもいまひとつ――、ということは誰しもあることですが、これがいつまでも続くようでしたら、何かの病気を疑ってみる必要があります。

●**肝臓病の前ぶれの場合もあります。**肝臓病の場合は、疲れやすさと食欲のなさとの両方が現われます。

●また**精神的なものや亜鉛不足**の場合も考えられます。亜鉛といってもピンと来ない方がおられるでしょうが、「ジンク」とも呼ばれ、欧米では「セックスミネラル」と称されています。

日本の成人男性の一日推奨量は一〇ミリグラム、成人女性は八ミリグラムです。

ともかくご主人が食欲のない時には、原因をつき止めることが必要となります。

ご主人の食欲のなさが、肝臓病や精神的なものが原因でない場合は、亜鉛不足を疑ってみる必要があります。

●亜鉛不足の場合は、味覚が衰えることから起こる食欲不振です。

●亜鉛は、かき、にぼし、カニ、タラ、タイラ貝、イワシ、エビ、ウィンナーソーセージ、卵黄、牛肉、わかさぎ、ホタテ貝、タコといった食品に多く含まれています。

シーフードに多く含まれていることがおわかりいただけると思います。

最近ではスーパーなどでも錠剤が売られていて、精力の衰えを感じる男性が奥さんサービスに愛用していますが、精力だけでなく味覚にも影響を及ぼします。

ところで、あなたの食欲をとり戻すのには、これまでのように洋風の肉食中心の生活を、できればここで、**シーフード中心の生活に切り替えて**いただいた方がよいと思うのです。**牛肉の赤肉には亜鉛が多いので別格ですが。**

四〇代を過ぎた頃から、だんだんと肉から魚を多く食べるようになるものですが、より積極的にそうされることをおすすめします。

●洋風のコンソメスープを好んで飲んでおられた方は、にぼしのだしでとったお味噌

汁をおすすめいたします。にぼしにたっぷり含まれている亜鉛が、あなたの食欲不振に一助を果たします。

●鶏の唐揚げよりもイワシの梅煮をどうぞ。ラムチョップよりもホタテ貝のバター焼を召し上がるようにしてください。

それから問題となるのは、野菜や海草、きのこといった食物繊維を多くとる方です。菜食主義者には亜鉛不足が多いことが、アメリカで問題となりました。

●野菜ばかりで、魚介類や牛肉をとらないと、極端な亜鉛不足をひき起こしてしまいます。

海草も食物繊維を多く含みます。西欧では「海の牧草」と呼ばれるくらいですから。海に囲まれている日本では、しばしば海草のとり過ぎによる害、バセドー氏病が指摘されたことがあります。

きのこも食物繊維を多く含みます。通常、きのこをあまり食べ過ぎることはないと思いますが、ダイエットをされている方々、あるいは、ガン予防を心掛けている方々が極端に多く召し上がったりすることがあるようです。

●亜鉛という成分は、非常に吸収が悪いため、有効にとるのには、ビタミンAとタンパク質の助けを借りるのが望ましいのです。

●にぼしのだしのお味噌汁を召し上がる時には、具にビタミンAの働きをするほうれん草や小松菜やわかめなどの海草を用いるのもよいでしょう。

●タンパク質として、お豆腐、ふ、はんぺん、アサリ、シジミといった貝等を加えるとよいと思います。

●イワシの梅煮はイワシ自体がすぐれた動物性のタンパク質ですので、これに、**しその葉を添えたり、もずくの酢のもの**でも召し上がるとよいと思います。

●ホタテ貝のバター焼は、これもタンパク質ですので、にらのおひたしでも添えてビタミンCを補ってはいかがでしょう。

ラーメンライス
＋
物忘れ
＝
ボケ

長生きするメニュー

ボケ防止、認知症予防の食べ合わせ

ご主人は、近頃やたらと捜し物をすることが多くはありませんでしょうか。朝の時間のない時に、「あれっメガネがない、さっきここにあったんだけどなあ」と、一大物捜しが家族を巻き込んで行われます。そして、メガネが見つかると今度は、時計です。あわただしい朝がいっそうあわただしいものとなります。そのせいで食事をする時間がなくなってしまいました。

こんなことが日常茶飯事となれば、ご主人は、もはや、若者の域を脱した、といえるでしょう。ちょっと酷ないい方をいたしましたが、でも、まだまだ捨てたものではありません。これからの食生活次第では、学生時代の、とまではいかなくとも、充分回復は可能です。

ご主人の日頃召し上がっているものについてお伺いいたしたいと思います。

朝はトーストにコーヒー
昼食はもりそば
夜は餃子ライス、ラーメンライスなど。

といった食事をとることが多い、ということであれば、物忘れはどんどん進行していきます。これは、体全体にとってもですが、特に脳にとって、完全に栄養不足で、頭が働くはずもありません。

●脳には「オメガ脂肪酸」という脂肪酸が存在して、これらの脂肪酸が脳の働きを司っています。オメガ脂肪酸には、ARA（アラキドン酸）、DHA（ドコサヘキサエン酸）、EPA（エイコサペンタエン酸）という脂肪酸があります。

●ARAやDHAは、毎日の食事によって補給する必要がある必須脂肪酸のひとつです。

悲しいことにこれらの脂肪酸は、二〇歳をすぎる頃から年々減少していくので、物忘れが始まったら特に意識してとる必要があります。

●ARAは肉類（特にレバー）や卵などに多く含まれていますので、脳の働きのためには、魚だけでなく肉もとる必要があります。

●DHAの含有量が多いのは、脂の多いいわし、さんま、さば、にしんなどの青魚です。「魚中心の日本食はヘルシー」は今や世界の常識であり、欧米を中心に魚類の摂取が盛んに奨励されています。

●ARAもDHAも酸化されやすいので、抗酸化作用のあるβ―カロテンやビタミンEを含む食品と食べ合わせることをお勧めします。

●β―カロテンを多く含む食品は、干し海苔などののり、しその葉、にんじん、干しひじき、ほうれん草、とうがらし、パセリ、モロヘイヤ、バジルなど。

●ビタミンEを多く含む食品は、あんこうのきも、すじこ、キャビア、あゆ、いわし、たらこ、モロヘイヤ、ドレッシング（サウザンアイランド、フレンチドレッシング）、うなぎの蒲焼、大根の葉、かぼちゃ、とんぶりなどです。

●脳に必要な栄養素として、アミノ酸のグルタミン、チロシン、メチオニンなどがあります。

グルタミン酸

脳に最も多く含まれるアミノ酸で、脳の興奮性物質です。快活な活動性を与えます。

脳のホメオスタシスを保つ役割を果たします。頭痛を軽減する働きもあります。

グルタミン酸は、ふ、ゆば、凍り豆腐、かつおぶし、脱脂粉乳、大豆、落花生、クルミ、ゴマ、そら豆、チーズ、強力粉、小豆、キワダマグロ、かじき、タラ、いんげん豆、豆みそ、ヒラメ、ボラなどに含まれています。

チロシン 頭の回転をよくする働きをします。神経伝達物質の一つのドーパミンの前駆物質です。ドーパミンはパーキンソン氏病の特効薬でもあります。

チロシンは、かつおぶし、ゆば、凍り豆腐、大豆、キワダマグロ、タラコ、落花生、すじこ、マグロ赤身、カツオ、かじき、カレイ、ホタテ貝、小豆、ウニ、そら豆、ゴマ、こい、ボラ、うなぎ、ヒラメに含まれています。

メチオニン タウリンやシスタチオンなど、脳に高濃度に存在する神経伝達物質の原料となります。

メチオニンは、かつおぶし、どじょう、脱脂粉乳、ゆば、チーズ、こい、鶏レバー、ボラ、凍り豆腐、鶏肉、ニシン、ふな、マス、マグロ、ハゼ、サケ、サンマ、タラ、

カツオ、うなぎ、アジなどに含まれています。

タウリン 神経伝達物質として、重要な働きをもっています。

イカ、タコ、カキなど軟体動物に多く含まれています。いずれも低カロリー食品です。

ドコサヘキサエン酸 マグロトロ、うなぎ、サバ、サンマ、イワシ、ニシン、すじこ、サワラ、ニジマスなどに多く含まれています。

以上ざっと、多く含まれている食品を掲げましたが、あなたは、何かお気付きでしょうか。そうです。ほとんどの食材が、魚類です。しかも、日本料理として食べられるものがほとんどです。

優秀な人は、何をやらせてもよい仕事ができるといわれるように、記載しました同じ魚が、あちこちに顔を出しているのがおわかりいただけると思います。つまり、優秀な食材は、すぐれた栄養素を多種多量に含んでいる、ということがいえます。

ご主人が洋食党ですと、ちょっと困りますが、これらの素材を洋風にお料理できなくもありませんので、どのような方法であれ、とにかく召し上がっていただきたいのです。

ここに掲げた栄養素を頭において食べ合わせをしていただきたいと思います。

〈イワシとゴマとゆば〉

●ゴマは、グルタミン酸とメチオニンとを多く含みます。昔から一日三粒食べれば頭がよくなる、といわれてきました。白、黒、茶、の三種あり、白は最も脂肪が多く、黒は脂肪が少なく、多くのミネラルを含みます。茶は香りが強くします。ビタミンB_1、B_2、B_6、カリウム、カルシウム、亜鉛、マグネシウムといった栄養素が多量に含まれています。

●イワシには、ドコサヘキサエン酸が含まれています。イワシは、平安時代の女流作家和泉式部が大変好んで食べたなどと伝えられています。

●ゆばには、グルタミン酸、チロシンの他に、メチオニンといったアミノ酸も多く含まれています。

▼日本人の頭脳と心を育んできた和食の原点「京料理」

二〇一四年一二月五日に世界無形文化遺産に決定した和食ですが、和食の原点といえば京都です。京都は、七九四年に第五〇代桓武天皇が平安京に遷都以来、一八六九年明治二年まで、実に一二〇〇年の永きにわたって都として栄えた都市です。

そしてこの間に天才空海はじめ歌人小野小町・紀貫之、学問の神様といわれる菅原道真、作家紫式部・吉田兼好『古今和歌集』を編纂した藤原定家、歌人で随筆家の鴨長明、武人源義経、文化人世阿弥・千利休、日本の開国に尽力した坂本龍馬、近年は湯川秀樹博士はじめ多くのノーベル賞受賞者など多くの文化人を輩出してきました。

●お豆腐や、ゆば、高野豆腐は肉食を禁じられた僧侶たちの大切なタンパク源として、
お寺では典座（てんぞ）という僧侶で最も位の高い僧侶自らが、台所に立ち「精進料理」として調理されました。高野豆腐やゴマが登場します。

●天才空海も常食とした、お豆腐やゆばや高野豆腐（日本で生まれた食材）には、脳に活性を与えるグルタミン酸や記憶力を高めるチロシンや脳の成長を助けるトリプトファンといったアミノ酸がたっぷりと含まれています。

●『古今和歌集』の美女小野小町の好物は、やまいものおかゆといわれます。

野山に自生していたやまいもですが、当時は大変貴重な食べ物で、貴族といえどもなかなかおいそれとは、食べることができなかったようです。これを温かいおかゆにして食べたそうです。

やまいもは、食物繊維が豊富なので、運動不足の当時の女性にとっては整腸効果があり、喜ばれたことでしょう。

●平安時代の貴族の食事は、**主食は半つき米を蒸したもので、副食は大豆、小豆等の雑穀、大根のもろみ漬け、香の物（なす、うり）、海や川で獲れるのりや貝、鯛やかつおなどの魚介類の干物が供され、バラエティに富んでいます。食事は一日二食でした。労働時間の長かった庶民は塩分過多の貧しい食事でした。**

平安時代の僧侶や貴族の食生活は、室町時代の料理名人達によって、さらに磨きがかけられ、薄味で健康的な日本料理の基礎ができあがりました。

主食にお米、副菜に魚、副々菜に野菜のおひたし、箸休めに香のもの、そしてお豆腐やワカメの汁物の一汁三菜の和食も、ボケ防止と認知症予防効果が期待できるでしょう。

洋食
＋
食物繊維
＝
ガン予防

長生きするメニュー

ガンにならないメニュー

一九八一年から、脳出血、心臓病に代わって第一位の死亡率を維持し続けるガンですが、年々増え続け、今では二人に一人がガンにかかるといわれ、三人に一人がガンで亡くなっています。

新聞の死亡広告を見ても圧倒的に目につくのが、ガンによるものです。有名人といわれる人々の多くもガンで亡くなっています。

そして、そのガンの内容も変わってきています。以前は、日本人のガンの多くは胃ガンでしたが、近頃では、欧米並みの大腸ガンが増えています。

欧米人にガンが多かったのは、肉類をたくさん食べる割に野菜の食べ方が少ないことによるものでした。肉の三倍、野菜を食べるのが好ましいとされていますが、欧米人は、野菜のとり方が大変少ないのです。大盛りのサラダを食べるのを見て、さぞかし、野菜を食べているると思われるかもしれませんが、レタスやサラダ菜は、見かけはボリュームがありますが、実際の量はけっして多いものではなく、もし、あれをほうれん草のおひたしのようにゆでたとしたら、それこそ一握りにも満たない量でしかないのです。見かけ倒しとはこのようなことをいうのでしょう。

●日本人も洋風の食生活が定着し、ガンも欧米人の仲間入りをしてきたのです。これはけっして喜ばしいことではありません。

●従来のような繊維をたっぷりとる日本食を、ぜひとも、もう一度考え直すべき時ではないでしょうか。そうすれば、大腸ガンは必ず減少するはずです。

●食物繊維は腸の働きを活発にし、有害物質をすみやかに排出する働きをするからです。野菜、海草、きのこに多く含まれています。

●胃ガンが日本人に多かった理由は、塩辛いもの等をとり過ぎたためといわれます。また熱いものをよく食べることも考えられます。

奈良県のある地区の人々に胃ガンの発生率が高いということで調べた結果、この地区では熱い〝茶がゆ〟を食べる習慣があり、そのために胃壁が傷つき、ガン細胞ができやすいということが報告されています。

食物繊維がよく、熱いものが悪いということは、これでおわかりいただけたと思います。

●栄養素では、ビタミンAとCがガンに効果をもたらすことは元国立がんセンター疫学部長の平山雄先生がおっしゃっておられたことです。

ビタミンA 粘膜を強化する働きがあることから、ガン細胞ができにくい。ビタミンCは、いったんできてしまったガン細胞の増殖を防ぐという効果をもたらすとされています。

レバー（鶏レバー、豚レバー、牛レバーの順に多い）、やつめうなぎ、抹茶、干しのり、とうがらし、ホタルイカ、うなぎ、しその葉、パセリ、にんじん、あしたば、春菊、小松菜、にら、おかひじき、卵黄などに多く含まれます。

ビタミンC **パセリ、ブロッコリー、芽キャベツ、菜の花、とうがらし、レモン、ししとうがらし、ピーマン、イチゴ、キウイフルーツ**などに多く含まれています。

●しいたけに含まれる「β―グルカン」という多糖体が「免疫力を高めてガンを治す物質」として注目されています。β―グルカンは、免疫を担当するマクロファージやリンパ球を刺激して免疫力を高めます。ガン細胞の増殖を抑えることもでき、ガンの再発や転移の予防においても有効です、

また、しいたけ菌糸体にガン予防効果があることも発見されました。しいたけ菌糸体は、食用部分ではなく笠の部分を作り出すしいたけの根の部分です。

ガンに効かないメニュー

❶ジューサーにかけた野菜ジュースを飲んでおられませんか。
❷ほうれん草のおひたしをおしょうゆだけで食べていませんか。
❸パイナップルは切ったものを買っていませんか。
❹しいたけを焼いたり煮たりして食べていませんか。

これらは、栄養的にみてもったいない食べ方です。

ガンに効くメニュー

①野菜ジュースはミキサーにかけて食物繊維を充分にとるようにしてください。ジューサーにかけますと、食物繊維が取り除かれてしまいますので。

②ほうれん草にはたっぷりのビタミンA効果のあるβ—カロテン（一〇〇グラム中ゆでると五四〇〇μg）で一回の必要量がとれますが、β—カロテンは油と一緒に食べることで吸収が高まるので、油を使って料理することが望まれます。

油といってもサラダ油を直接かけるということをしなくてもよいのです。ゴマをふりかければ、ゴマに含まれる油がビタミンAの吸収を高めることになるからです。

それで、栄養的にもよりいっそうすぐれたものとなります。

ゴマはビタミンB_1、B_2、E、カルシウム、カリウム、亜鉛、銅、鉄と、小さいながらも、実に多くの栄養素を有します。

③パイナップルなど、ビタミンCの多いものは、空気にさらしますとビタミンCの損失が大きいので、必ず、食べるときに切るようにして、切ったまま店頭にあるもの

は避ける方がよいでしょう。

④干ししいたけがビタミンDも多くお勧めです。もどし汁にも栄養がたっぷり溶け込んでいるので、捨てずに利用しましょう。

生のしいたけは、半日くらい干すとしいたけに含まれるエルゴステロールという物質が、紫外線に当たるとビタミンDに変化します。

ビタミンDは脂溶性なので、炒め物などにすると吸収が高まり効果的です。

栄養価の
高過ぎる食事
＝
早死に

長生きするメニュー

長寿の秘訣は和食にあった

かの秦の始皇帝ならずとも不老長寿は、有史以来人類最大の願いです。

平成二八年現在の日本は男性平均寿命が八〇・五〇歳、女性が八六・八三歳となっており、男性は世界三位、女性は世界第一位です。

けれどもこれはあくまで統計上のことで、数の陰に隠された問題を見れば、楽観できるものではありません。

日本人の寿命を高く引きあげているのは、大正生まれの方々がまだご健在でおられるのと乳児の死亡率の減少によるものにほかなりません。

大正生まれの方々は、今のような豊かな時代に生まれ育ったわけではなく、むしろ、戦中・戦後の食べ物の乏しい時代を経ておられます。

さらに、「武士は食わねど高楊枝」などといった封建的風潮もまだ残る中で成長され、食べもののことに真正面から取り組む時代ではなく、食生活というものは、実際には何よりも大切なことであるにもかかわらず、生活の隅の方に追いやられることもあったでしょう。

「男子厨房に入らず」という言葉からも、食生活の一端を伺い知ることができると思います。

しかし私達は、すばらしい先達を持ったおかげと、自然の恵みとのおかげで、海の幸、山の幸を、ふんだんに食卓へ迎えることができたのです。

大正の方々は、その叡智《えいち》と、自然の恩恵とを受けて、海草や野菜や魚介類や大豆、いも類、きのこがたっぷりの和食を食べて育ちました。

肉や牛乳、バター、チーズといったものはほとんど口にしませんでしたが、体によい食品は充分とることができたのでした。

大正時代の方々が、今のぜいたくな洋風の食事をされるようになったのは、青年期を過ぎてからのことです。

●国立健康・栄養研究所の辻啓介先生のネズミの実験によりますと、若い時期から、タンパク質や脂肪といった栄養価の高いエサを与えると早死にし、若い時期には、食物繊維の多い粗食といわれるエサを与え、成長してから栄養たっぷりのエサを与えると長生きすることがわかっています。

●明治、大正時代の方々は、若い時期に、海草、野菜、きのこといった食物繊維を中心とした食材をたくさん食べ、戦後、ちょうど成人に達してから、肉やチーズ、バターなどを食べています。

●これに対して、今の若い人は、生まれた時から濃厚なミルクを飲み、チーズやバターや乳製品で育てられ、肉類も食べるようになり、毎日が昔のお祭りやお正月、お盆の時のようなハレの日の食事となっています。

これは辻先生のネズミの実験によれば、若い時期に、タンパク質や脂肪といった栄養価の高い食事をとった方のネズミに相当し、結果的に早死にするということになるわけです。

こうした食生活を続けている今の若い人たちが、明治、大正時代の大先パイのように長生きすることは難しい、ということになると、日本もやがては、長寿国の座を他国へ開け渡す日が来ることになり、それも時間の問題かもしれません。

かつて東北大学の近藤正二先生が、日本中の長寿村を訪ね歩いた結果、そうした土地の人々が日常食していたものとして、**かぼちゃ、いも類、にんじん、豆類**といった野菜類を掲げています。

けっして、牛肉や卵やチーズを常食としていたわけではありません。

●主食は麦ごはんや玄米食で、それに大豆と魚介類でタンパク質をとり、野菜をタップリとり、そして適度の海草でビタミン、ミネラルをとる、という理想的な食事を、私たちはもう一度食卓へ呼び寄せようではありませんか。

●和食の欠点は、塩分の多いことです。この塩分を控えた京都の和食がおすすめです。

僧侶の食事

＝

長寿食

長生きするメニュー

僧侶から学ぶ長寿の理想の食事

昔から名僧は、長寿で頭脳明晰でスマート、と相場が決まっています。千日回峰行を二度満行され平成二五年に亡くなられた酒井雄哉大阿闍梨は八七歳という高齢でした。歴代の多くの名僧も長寿をまっとうされています。

二五〇〇年前、仏教を興された釈迦も八〇歳まで生きておられます。いずれもただ長寿であられたのではなく、亡くなる直前まで、布教活動をされるなど、精神的にも大変しっかりしておられたことです。

高齢をまっとうされた僧侶がどのような食事をされていたのかが知りたいところですが、ここでご参考までに鎌倉の円覚寺の専門道場にて修行されておられる、修行僧の方々の食事をご紹介申し上げることにいたしましょう。

修行僧の毎日の食事内容（12人分）

粥座（朝食）
3分粥（米4合）梅干（12個）塩昆布（適量）湯（洗鉢用）

斉座（昼食）
麦飯（麦6：米4）9合　味噌汁（大根2本、人参10本、馬鈴薯5個、キャベツ2個、タマネギ10個、豆腐8丁、油揚15枚）
注：だしは昆布1本と干し椎茸5枚、汁は少なめ
沢庵漬（1〜2枚）湯（洗鉢用）

薬石（夕食）
斉座の残り（麦飯3〜4合と味噌汁の雑炊）湯（洗鉢用）

午前三時に起床し朝のお勤めを終えて、五時三〇分に始まる一日三回の食事をご紹介しましょう。

朝食　三分粥で、梅干と塩昆布にお湯と、誠に質素です。**栄養的には糖質と有機酸が主ですが、この糖質がエネルギー源となるわけです。**

昼食　麦が六〇パーセントの麦ごはんに、野菜やいも類、豆腐がたっぷり（普通の二、三倍）入った実だくさんの味噌汁で、これは、主菜の役目も果しています。

これに沢庵とお湯ですが、**栄養的には、糖質、ビタミン、ミネラル、植物性タンパク質がとれます。**

夕食　お昼の麦ごはんとお味噌汁を雑炊にしたもの

に、お湯だけです。栄養的には、お昼と同じということになります。

●普段は魚なども食べず、動物性タンパク質が不足していますが、ゴマあえなどでゴマの食用も多く、大切なタンパク質源とされています。

●これに規則正しい生活と、いつも心をおだやかに保つことをされることで、ストレスというものが少ないことも、僧侶の方々が、健康で長寿をまっとうされ、さらに頭脳も明晰であられたのではないかと思われます。

スタイルのよかったのは、腹八分目に食べることを心掛け、食べ過ぎをしなかったことにあると思われます。

しかし、最近は、多くの僧侶の方々が一般の人々と同じ生活をするようになって、俗人と同様の健康上の問題に悩まれているようですが。

臨済宗圓覚寺派本派専門道場　日単

一日のスケジュール

⇩	3：30	開静・朝課（読経）・坐禅
⇩	5：00	喚鐘（参禅）
⇩	5：30	粥座（朝食）
⬇	6：00	日天掃除
⬇	8：00	作務・托鉢
⬇	10：00	茶礼
⇩	12：00	斉座（昼食）
⬇		
⬇	13：00	開浴・随意坐
↓		
⬇↓	14：00	（作務）
⇩	16：30	薬石（夕食）
↓		
⇩	18：00	昏鐘・坐禅
⇩	19：30	喚鐘（参禅）
↓	20：00	茶礼
⇩	20：20	坐禅
⇩	21：00	解枕・夜坐

⇩坐禅
⬇畢作務・托鉢
↓随意坐

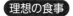

痛風
＋
飽食
＝
早死に

長生きするメニュー

プリン体を少なくする食べ合わせ

▼「ぜいたく病」と呼ばれる痛風

たしかにウニ、イクラ、フォアグラ、キャビア……と、珍味に属するものの多くが、プリン体が多く、痛風の気のある方には好ましくありません。

痛風は血液中に尿酸が増加し、激しい関節の痛みを訴えるものですので、尿酸をつくり出すプリン体の少ない食事をとることが大切となります。

プリン体　牛肉、豚肉、羊肉、七面鳥、鹿肉、ソーセージ、ベーコン、貝類、こい、タラ、ヒラメ、わかさぎ、しゃこ、すずき、カマス、マス、はもなどといった食品に多く、レバーや油詰イワシ、腎臓（牛・豚）、肉エキス、肉汁には特に多く含まれていますので、これらの食品はなるべく避けた方がよいでしょう。

昔のように、穀類を主に野菜や豆類、いも類を食べ、魚介類を食べていた時代にはあまり痛風はみられなかったので、これも食生活の洋風化と飽食のもたらした産物ということができましょう。

▼好ましいインド式の食事

この痛風を避けるには、何をどのように食べればよいか、ということですが、一般的な洋風の食事を避けて簡単にいってしまえば、インド式の食事が好ましいといえましょう。

●インドといっても大きな国で宗教も違いますので、一概にいえませんが、一般的には、不殺生の国ですから、**まず牛肉は宗教上の理由から食べませんが、その他でもあまり、肉類は食べません。**

●食事をしても、鶏肉と野菜の妙めものや、鶏肉のカレーを注文しても、ほじくり返してさがしてみて、やっと小さな鶏肉を見つけることができるというふうです。

●**野菜はたっぷりと入っています。ピーマンやにんじん、タマネギが山盛りです。**

これは北部のパトナや、ネパール国境そして中部のカルカッタやニューデリー、そして南部のナグプールといったところでも共通していました。

●**シーフード料理もあまり具が入っていなくて、野菜が多く使われています。**

●**インドでは卵がよく食べられ、卵カレーを食べます。**これも痛風にはよい傾向です。

●**豚肉やカツの代わりに、〝ベジタブル・カツレツ〟**という名のカツがありますが、豚肉よりもずっとプリン体が少なくてよいでしょう。にんじんやピーマンをみじん切りにして、じゃがいもと小麦粉でかためて、油で焼いたもので、なかなかおいしいものです。

●**カレーも本来のビーフカレーやポークカレーではなく、野菜たっぷりの野菜カレーがよいでしょう。**動物タンパクが必要なら、先ほどの卵カレーを食べることをおすすめいたします。

●**卵はプリン体が少なく、すぐれた食品です。**タンパク質、脂肪、ビタミンB_1、B_2、鉄分などの栄養素が一つの卵の中に詰め込まれていますので、一日一個は食べるようにしましょう。

●**野菜カレーを食べて、動物タンパク質が気になる場合は、プレーンヨーグルトをカレーにかけたり、あるいは飲んだりしてもよいでしょう。**

●**インド人は、食事時に、ラッシー（ヨーグルト）を飲みます。**マンゴーやオレンジを入れて飲みやすくしたり、食塩を加えたりして飲んだりもします。

牛肉や豚肉を食べなくても、ヨーグルトを食べれば、牛肉や豚肉に負けないすぐれたタンパク質や脂肪、ビタミン、ミネラルをとることができます。

▼魚介類の干物は痛風にはすすめられない

●**魚介類も本来は、低カロリーで、すぐれた食品ですが、おいしい干物類はこと痛風の場合にはプリン体が多いため、おすすめできません。**

●**好物のお刺身もお寿司も、しばらくはお預けです。**

どうしてもお魚が食べたい時には、昔のお坊さんたちが、お豆腐でうなぎの蒲焼を作って食べたように、あなたもこういったやり方をされてみるのもよいのでは。

●**お豆腐は、水気を切って油で焼いてステーキとして食べることもできます。**歯ごた

プリン体の多い食品

食品名	プリン体	食品名	プリン体
アンコウの肝	399.2	クルマエビ	195.3
干し椎茸	379.5	スルメイカ	186.8
わかめ	262.4	ニジマス	180.9
鳥レバー	312.2	ほうれん草	171.8
マイワシ	305.7	ボタンエビ	162.5
イサキ（白子）	305.5	ヤリイカ	160.5
豚レバー	284.8	明太子	159.3
大正エビ	273.2	サンマ	154.9
マアジ	245.8	マグロ	157.4
オキアミ	225.7	トビウオ	154.6
牛レバー	219.8	ささみ	153.9
カツオ	211.4	カニみそ	152.2

2015 年食品成分表より作成（単位 mg/100g）

えはありませんが、肉にない素朴な味わいを味わうことができます。

●**チーズや牛乳は動物性食材でもプリン体が少ない**ので、野菜やきのこ、海草といった素材と共に工夫されてはいかがでしょうか。

ちなみにプリン体の一日の摂取量の目安は四〇〇ミリグラムです。四〇〇ミリグラムを超える生活を続けていると、痛風になる可能性が大きくなります。

仕事のしすぎ
＋
もやしラーメン
＝
ストレス

長生きするメニュー

ストレスを解消させるこの食べ方

ストレスが気になる人

現代社会は、精神的ストレスに包囲されているといってよいでしょう。ストレスという言葉は、もとは物理学の用語だったものです。物質に刺激が加えられればひずみが生じるように、人の体もさまざまな刺激によって「ひずみ」が生じることをカナダの生理学者ハンス・セリエが明らかにしました。このできた「ひずみ」をもとに戻そうと緊張している状態をストレスと呼んだのが始まりです。

人の体と心にストレス状態を引き起こす種々の因子を「ストレッサー」と呼んでいますが、ストレッサーには大きくわけて次の四種類があります。

1物理的ストレッサー

寒冷、暑熱、振動、騒音、傷害、低圧、高圧、高温

2化学的ストレッサー

低酸素、高酸素、大気汚染物質、薬物

3 生理学的ストレッサー

栄養異常（過食、飢餓、アンバランス）、脱水、疲労、不眠、時差

4 精神的ストレッサー

苦痛、不安、恐怖、不快、精神的疲労、不満、興奮、悩みごと、悲しみといったところが主なストレッサーです。

ストレスは必ずいったん大脳皮質に刺激として伝えられます。それが許容できる範囲のものであれば、生命のバランスを保とうとする自動的な働き（ホメオスタシスという）によって耐えられ、緊張に対する抵抗力が少しずつ高まっていきます。

ストレス学説の提唱者ハンス・セリエは「ストレスは人生のスパイスである」といっています。つまり適度のストレスは、私たちの心と体を鍛えてくれる役割を果たす刺激であるというとらえ方をしているわけです。

確かにストレスを恐れて、むやみに避けるのではなく、適度なストレスは健康に有

益なものと考えて対処するのが、最も有効なストレス解消法といえましょう。

●ストレスを受けると私たちの体は、それに対抗するために、交感神経、副交感神経などの自律神経系や副腎皮質ホルモンを含めた、インスリン拮抗ホルモンなどの内分泌系の生体制御系の働きによって緩衝《かんしょう》され、平衡を保っています。

けれどもこのストレスがいつまでも続き、生体制御系では緩衝しきれなくなったとき、健康が損なわれるのです。

●外界からのストレスが体力の限界を超えた時、胃潰瘍、神経性下痢や肥満といった症状が現れるのです。軽症であれば、テニスや登山といったスポーツや運動をしたり、レクリエーションで気分転換をはかるのもよいでしょう。

ストレスに対抗するためには、日頃から、ストレスに強くなる食事をして、体作りをしておくことも大切です。

ビタミンCを多く含む食品

食品名	含有量（mg）	食品名	含有量（mg）	食品名	含有量（mg）
アセロラ	1700	あけび（果肉）	65	キャベツ	41
ゆず（果皮）	150	いちご	62	バレンシアオレンジ	40
赤ピーマン	170	のびる	60	ゆず（果汁）	40
黄ピーマン	150	ブロッコリー（ゆで）	54	グレープフルーツ	38
パセリ	120	カリフラワー（ゆで）	53	なつみかん	36
唐辛子	120	レモン（果汁）	50	ほうれんそう	35
芽キャベツ（ゆで）	110	きんかん	49	ライム（果汁）	33
ケール	81	しし唐辛子（油炒め）	49	温州みかん	32
青ピーマン	76	かぶの葉（ゆで）	47	葉ねぎ	31
にがうり（油炒め）	75	カイワレ大根	47	パインアップル	27
梅	70	さやえんどう（ゆで）	44	クレソン	26
キウイフルーツ	69	はっさく	41	しその葉	26

含有量（mg/100g）2015年食品成分表より作成

●**食事でストレスに対抗するには、良質なタンパク質とビタミンCとを充分とることが望まれます。**体に強いストレスを受けると、副腎皮質から分泌されるグルココルチコイドの働きによって、タンパク質が消耗されます。そのため、良質のタンパク質が充分摂取されているほど、ストレスに対する抵抗力が強く、回復も早いのです。やはり強いストレスを受けると、これに対応して副腎髄質でアドレナリンが生成され、副腎皮質で皮質ホルモンが生成されますが、この際多量のビタミンCが必要とされるため、ビタミンCも充分とることがストレスに対する抵抗力を強めることになるのです。

良質のタンパク質　アジ、アナゴ、イワシ、うなぎ、マグロ、サバ、サンマ、タラ、どじょう、ニシン、ヒラメ、フグ、マス、メバル、メルルーサ、牛肉、鶏肉、卵などといった魚や肉類が主ですが、大豆もすぐれたタンパク質ですし、アミノ酸のバランスがあまりよくない豆類も貝類などと食べ合わせれば、完璧なものになります。

ビタミンC　赤ピーマン、パセリ、ブロッコリー、芽キャベツ、カリフラワー、とうがらし、レモン全果、ししとうがらし、にがうり、イチゴ、キウイフルーツなどに多く含まれています。

タンパク質が不足になるメニュー

もやしラーメン　　ざるそば
なめこおろしそば　もりそば
とろろそば　　　　山菜そば
たぬきうどん　　　マッシュルームスパゲティなど

これらには、肉や卵が使われていませんので、糖質と食物繊維と塩分、そして油だけの食事ということになります。

ビタミンC不足になるメニュー

おでん　　　　　鳥唐揚げ
田舎煮　　　　　ビーフシチュー
ひじきの煮物　　肉だんご

ステーキ　焼とりなど

タンパク質を多く含むメニュー

納豆スパゲティ　鍋焼うどん
スパゲティミートソース　五目そば
チャーシューメン　てんぷらそば
シーフードドリアなど

ビタミンCを多く含むメニュー

回鍋肉《ホイコーロー》　ほうれん草のおひたし
レバニラ炒め　ピーマンの肉詰め
青椒牛肉《チンジャオロース》など

これらがストレスによるタンパク質とビタミンCとを補うのにふさわしいメニューです。大いに召し上がってください。

不眠症
＋
生野菜
＝
悪化

長生きするメニュー

熟睡できるとっておきのメニュー

眠いのになぜか眠れない、そのせいで一日中頭がボーッとした状態で仕事の能率も上がらない、とお悩みのあなた。不眠は病気扱いではありませんが、本人にとっては辛いもので、これが高じると疲労を招き、精神的にも不安定となり、ひいてはノイローゼに陥る危険もあります。

睡眠は人間が最も自然な形で行っている休養です。

体の疲労は横になっているだけでも回復しますが、脳の疲労は眠らないと回復しません。睡眠は脳の休息です。

成人の場合一日八時間が望ましい睡眠時間とされていますが、これは特に科学的根拠があるわけではありません。

これは大勢の人々について統計的に調べた結果からいわれていることです。ただ、人の眠りは浅い眠りと深い眠りとが、およそ二時間ごとに繰り返されているため、これが四回周期で八時間となるところから、このくらいの時間の睡眠が適当ではないかと考えられているのです。

睡眠はその人の生活習慣や生活スタイルや体質や健康状態によって異なりますので、八時間にこだわる必要はなく、要は、ぐっすりと眠ることができ、サッパリとした気分で目が覚めることとです。

ナポレオンやエジソンは三～四時間しか眠っていなかったといわれますが、仕事が忙しくない時は、日中よく居眠りをしていたといわれ、不足の睡眠を補っていたのかもしれません。

眠さは脳が要求する休養のシグナルとされています。睡眠は「寝だめ」ができないので毎日とらなければなりません。

そして、これはある一定のリズムの中で行われています。この地球上に人間が現れて以来何百万年にわたって、日の出とともに起き、日没とともに寝るということが繰り返されてきたことによって、体内時計（サーカディアン・リズム）がからだにセットされています。昼は活動し、夜寝るという仕組みです。

昼間に、効率よく仕事をし、勉強をし、人生を謳歌するためには安眠の五つの条件があります。

安眠のための条件

1 軽い疲労を覚える運動をする。
2 ぬるいお湯にゆっくり入る。
3 夕食は睡眠の二時間以上前に食べる。
4 夕食後、興奮するテレビ、読書、深刻な話は避ける。
5 床に入ってからは、悩みごとは考えない。

そして、心地よい睡眠をとるための食事について申し上げましょう。

不眠になるメニュー

❶まぜごはん、チャーハンを食べる。
❷生野菜を食べる。
❸わらびやぜんまい、ひじきの煮物をたくさん食べる。
❹てんぷらやカツを食べる。
❺牛乳をたくさん飲む。
❻ぶ厚いステーキを食べる。

などは、あまり好ましくありません。それはどういうことかといいますと——。

❶消化の遅い食物繊維や脂肪が多い。
❷体が冷えるので、できればおひたしの方がよい。
❸食物繊維が多いので消化に時間がかかり安眠を妨げる。
❹いつまでも胃の中に滞っているので、安眠の妨げとなる。
❺脂肪が多く胃にもたれやすい

❻脂肪が多く、消化に時間がかかる。

安眠できるメニュー

①主食はおかゆかパンなど消化によいものを。
②野菜はおひたしや煮物として食べる。
③白菜やタマネギのような消化のよい野菜を食べる。
④てんぷらなどの油物はお昼に食べるようにする。
⑤牛乳よりスキムミルクか豆乳を飲むようにする。
⑥ステーキを食べるなら、牛肉の繊維を切断して細かく刻んだタルタルステーキにして食べる。

そしてくれぐれも食べ過ぎをしないようにしてください。お腹がいっぱいでも眠れませんから。

●安眠には、カルシウムを充分とることがカギとなります。

カルシウムを多く含む食品は、干しエビ、さくらエビ、ハゼ佃煮、イワシ丸干し、干しひじき、脱脂粉乳、ゴマ、わかさぎ佃煮、ハゼ甘露煮、くさや、どじょう、すっぽん、牛乳などです。

●アメリカでは、眠れない時には、温めた牛乳を飲む習慣がありますが、これは、大変理にかなっています。カルシウムは吸収があまりよくありませんが、牛乳に含まれるビタミンDとタンパク質とが、それを補うからです。

カルシウムの多い食品

食品名	含有量 (mg)	食品名	含有量 (mg)
干しえび	7100	まこんぶ	710
煮干し	2200	カマンベールチーズ	660
干しひじき	1400	しらす干し	520
パルメザンチーズ	1300	あおさ	490
たにし	1300	わかさぎ	450
エメンタールチーズ	1200	ししゃも	330
ごま	1200	無糖練乳	270
脱脂粉乳	1100	ミルクチョコレート	240
どじょう	1100	大根の葉	220
くさや	890	ケール	220
チェダーチーズ	740	ヨーグルト	120
青のり	720	普通牛乳	110

2015 年食品成分表より作成（単位 mg/100g）

疲労
＋
フランス料理のフルコース
＝
ポックリ病

心身の疲労を回復させる料理

ここのところずーっと疲れが取れない、と思いつつも、病気じゃないんだからと、ついつい他のことにかまけて、なおざりにしがちです。

疲労は確かに病気ではありません。けれども軽んじるとやがて恐ろしい結果を招くことにもなりかねませんので、油断はできません。これはけっしておどかしではなく、働き盛りの三〇代、四〇代の男性がポックリと亡くなる〝ポックリ病〟の原因に疲労があります。

ちょっとした疲労もそれが積み重なれば過労となり、弱った体はさまざまな病気を招くことになるのですから。

疲労には精神的疲労と肉体的疲労とがありますが、対人関係や騒音、振動などからくる精神的な疲労が増しているのに対して、生活の自動化、電化、交通手段の発達などで、体の疲労が少なくなっています。けれども、働き盛りの中高年の方々は、残業や接待などで肉体的疲労も現実の問題となっています。

アメリカでも三〇代、四〇代の働き盛りの人たちの中で〝ワーカホリック〟ということが社会問題となり、現にこの年代の弁護士などは休日も返上で働いている場合も多いのです。

疲労の現れ方には三つの側面があります。

1 身体的症状

疲れたという感じがし、頭がボーッとし、だるさを感じる。

2 精神的症状

仕事の能率や運動能力の低下。

3 知覚症状

大脳皮質の制止作用や恒常性の乱れなど、体の中で起こる生理的な変化。

これらの症状を感じたら、積極的方法あるいは、消極的方法により疲労を回復させるようにすることが大切です。

●積極的な解消は、軽いスポーツをして普段使わない筋肉を使うとか、ピクニックに出かけて気分転換をする方法があります。消極的な解消法は、家でのんびりとテレビを見たり、ごろごろしていたりするものです。

そして、疲労回復を図る食事をとることも大切なことです。

●疲れているからスタミナをつけなくてはと、いきなりステーキ、すきやき、てんぷら、フランス料理のフルコースなどといった大ご馳走《ちそう》に走ってはいけません。

●ここは、日本人の食の原点にもどって、おかゆまたはごはんに梅干し、味噌汁、白身魚、納豆、のり、ほうれん草のおひたし、といったふうな小ご馳走を感謝の気持ちを込めて食し、心身の回復を図るようにしましょう。

この一見なんでもない食事はあなたの心身の疲労を回復するのに充分なものといえます。

●おかゆまたは、ごはんは、肉体のエネルギー源です。これがエネルギーとして働くのにビタミンB_1が必要ですが、これは納豆、のり、ほうれん草に含まれているビタ

ミンB₁が手助けしてくれます。

一日の推奨量は成人男子一・四ミリグラム、成人女子一・一ミリグラムです。

●白身魚にはタンパク質が含まれています。疲労は外からのストレスを受けることで起こるため、体の中でタンパク質の異化作用が進んで消耗されますので、疲労回復には、多量の質のよいタンパク質をとる必要があります。牛肉や豚肉などよりも、消化のよい白身魚がよいでしょう。タラでも、メルルーサでも、カレイでも、ヒラメでもよいのです。

●ほうれん草のおひたしには、たっぷりのビタミンCが含まれています。生のほうれん草は一〇〇グラムは一日の必要量の一〇〇㎎中三五ミリグラムを含みますが、ゆでても一九ミリグラムも含まれています。ほうれん草に優るとも劣らない〝小松菜〟でも結構です。にら、ちんげんさいなど、ビタミンCの多い緑黄色野菜なら、お好みのものでかまいません。

ともかく、ストレスで失われるビタミンCもたっぷりとることが、疲労回復には必要です。

ビタミンB_1が含まれている食品

食品名	含有量（mg/100g）	食品名	含有量（mg/100g）
豚ヒレ肉	0.98mg	ロースハム	0.60mg
生ハム	0.92mg	豚ばら肉	0.54mg
すっぽん	0.91mg	ベーコン	0.47mg
豚もも肉	0.90mg	鴨肉	0.40mg
ボンレスハム	0.90mg	鶏肝臓	0.38mg
焼き豚	0.85mg	豚肝臓	0.34mg
豚ロース	0.66mg	フオアグラ	0.27mg
豚かた肉	0.66mg	いのしし肉	0.24mg
豚かたロース	0.63mg	牛肝臓	0.22mg
豚ひき肉	0.62mg	しか肉	0.21mg

食品成分表　2015年より

精力減退
＋
食品添加物
＝
インポテンツ

長生きするメニュー

精力絶倫にさせる食べ合わせ

頭髪の風通しがよくなる頃、世の男性が深刻に悩むのが〝精力の減退〟です。周囲が思うよりもはるかに心の深い部分で、一人秘かに悩むようです。これは、女性にはいま一つ理解に苦しむところです。

ですから、この頃の男性を最も傷つける言葉は「あなたって弱いのね」というような言葉です。女性はこれくらいのことを言われても一向に気になりませんが、殿方にはかなりキツイ一言のようです。

何を基準に強いだの弱いだのというのか、そのボーダーラインはいま一つはっきりしませんが、ともかくこれは主観的なもので当のご本人がどう思うかにかかっているようです。

●**この精力と関わりのあるのが、亜鉛という栄養素です。**

●亜鉛は男性の性能力、性欲、性ホルモン、精子の量と密接な関係があります。

亜鉛は人体で鉄に次いで多い金属です。鉄は四・〇グラム、亜鉛は二〜三グラム、マンガンが〇・二グラム、銅が〇・一グラムの順になっています。

このほかに、マグネシウム、クロム、ヨウ素、コバルト、ニッケル、セレン、モリブデンなどの金属が体の中でやはり大切な働きをし、これらを微量元素と呼びます。これらの金属が、微量で、生命を維持したり、その機能を完全にするのに不可欠であることがわかったのは、最近のことです。生命維持になくてはならない栄養素のことを必須微量元素といいます。

亜鉛は、アメリカでは一日一五ミリグラムと所要量が出されていますが、日本での推奨量は成人男子が一〇ミリグラム、成人女子が八ミリグラムです。

●亜鉛は、体の中の酵素と密接な関係があることがわかっています。酵素は体の中で起こる化学反応になくてはならないものです。

以前、アメリカでは精子減少症が若者たちの間にみられ問題となったことがあります。

フロリダ州立大学のラルフ・ドハティ博士が同大学の男子学生の精子数を調査したことがあります。その結果、精液一cc当たり精子数が二〇〇〇万以下の学生が二三パーセントもいたそうです。

この数字がいかに恐ろしい数字かおわかりでしょうか。正常な男性の精子数は、精液一cc中に四〇〇〇万から六〇〇〇万あります。四〇〇〇万以下だと女性を妊娠させられません。

●アメリカ男性の精子数は四〇年間で平均四〇パーセントも減少しているというこの他の調査報告もあります。

原因は、食品添加物のとり過ぎではないかとされています。食品添加物は亜鉛を包み込んでしまい、体内に吸収されるのを妨げるのです。

食品添加物が大きな原因としますと、日本も人ごとではありません。ほとんどの食品に添加物が使われているのは日本もまったく同じことです。一日の食事で平均八〇種の添加物が口に入るとする報告もあるほどです。

●あなたのご主人が、近頃どうも――、というのでしたら、日頃の食生活をここで徹

底的に見直しをしなければなりません。

●極力添加物を避けること、そして、亜鉛をたっぷり補給することです。

亜鉛 かき、にぼし、ウニ、干しだら、タイラ貝、めざし、干しエビ、わかさぎ、タコ、フグ、しらす干し、しいたけ、パセリ、カシューナッツ、ゴマ、アーモンド、栗、きなこ、からし、七味、味噌、あずきなどに多く含まれています。

●亜鉛は吸収が悪いので、タンパク質とビタミンCの助けを借りなければなりません。

タンパク質 アジ、イワシ、うなぎ、マグロ、サケ、サバ、ニシン、サンマ、タラ、どじょう、ニシン、ヒラメ、フグ、マス、メバル、メルルーサ、牛肉、鶏肉、卵、大豆など。

ビタミンC アセロラ、ゆずの皮、赤ピーマン、パセリ、芽キャベツ、ケール、青ピーマン、ニガウリ、柿、キウイフルーツ、いちご、のびる、ブロッコリー、カリフラワー、レモン、ししとうがらし、かぶの葉、カイワレ大根、さやえんどう、はっさく、キャベツ、オレンジ、ほうれんそう、香菜などです。

精力が減退するメニュー

❶かにはゆでてつけ汁で食べる。
❷タイラ貝はお刺身で食べる。
❸カシューナッツはおつまみとして食べる。
❹あずきはおしるこで食べる。

次のように、亜鉛の効力を高める食べ合わせをすることを心掛けてください。

精力絶倫のメニュー

①かにはゆでて食べる時、ほうれんそうのおひたしなども一緒に食べるようにしましょう。
ほうれんそうのビタミンCが、かにの亜鉛に有効な働きをしてくれます。タンパク質は、かに自身に含まれています。

②タイラ貝のお刺身はさっぱりとしておいしいのですが、ビタミンCの多い、香菜などを添えて食べると、タイやベトナム、インド、フィリピンなどのお料理に変化します。
香菜ははじめは食べにくいのですが、なれるとなかなかしゃれた味わいです。タイラ貝自身がタンパク質を有します。
③カシューナッツをピーマンと鶏肉で炒めた中華料理の〝要果鶏丁《ヨウコウチーテン》〟は、申し分なしです。鶏肉はすぐれたタンパク質ですし、ピーマンにはビタミンCが含まれています。
④あずきのおしるこを食べるのでしたら、一緒に卵を食べ、口直しに抹茶を飲めば、卵のタンパク質と、抹茶のビタミンCが、あずきの亜鉛に効果的に働きかけをすることで申し分ありません。

低血圧
＋
ワンタン
＝
発作

長生きするメニュー

低血圧の人の体質を改善させるメニュー

「どうも血圧が低くて、午前中は仕事をまったくやる気にならなくって」とか「午前中はボーッとしてしまって、本を読んでも頭に入らないの」という人がいますが、こうしたタイプはたいがい低血圧の方に多く見られます。

●低血圧とは、心疾患や内分泌疾患など特別な原因がなく、血圧の低い場合をいいます。最高血圧は一〇〇以下で、最低血圧は六〇以下となります。

●原因としてはまず、体質的なことがあり、他に遺伝的なことも考えられます。胃下垂や無力性体質の方に多く見受けられます。

●症状としては種々の愁訴《しゅうそ》を有することが多いのが特徴です。疲労や、めまい、頭痛、耳鳴り、動悸、脳貧血発作などがあります。これらの愁訴と血圧の状態とは一致し

ないことが多いようです。

自覚症状のない場合もあります。そうした場合は、治療の必要はありません。愁訴のある場合は薬剤療法を試みるのがよいでしょう。血圧は上昇しにくいのですが、さまざまの自覚症状は軽快します。

●毎日の食事は高エネルギー、高タンパク質、高ビタミン食がよく、やせている方は太るようにされたほうがよいでしょう。

低血圧を悪化させるメニュー

かき雑炊（三二二キロカロリー）　おかゆ定食（三七七キロカロリー）

山菜そば（三八五キロカロリー）　ワンタン（三五〇キロカロリー）

とろろそば（三〇三キロカロリー）

などといった低カロリーのメニューよりも、高カロリーで、そして、すぐれたタンパク質を、各種のビタミンをたっぷりと含んでいる食事がよいのです。

低血圧に効くメニュー

松花堂弁当（一〇二五キロカロリー）
てんぷら定食（九三〇キロカロリー）
うな重定食（七五〇キロカロリー）
鍋焼うどん（四七二キロカロリー）
焼魚定食（五四六キロカロリー）
ミックスピザ（七一一キロカロリー）
ビーフシチュー（六三〇キロカロリー）

などがおすすめです。

松花堂弁当 タンパク質食品の魚や卵がたっぷり使われていますし、酢のものや野菜の煮物（かぼちゃ、にんじん）が、ビタミンだけでなくミネラルもたっぷりと含んでいます。

てんぷら定食 エビやお魚などが使われていますので、良質のタンパク質がとれます。ししとうやにんじんから、ビタミンも充分にとれます。

うな重定食 うなぎは大変すぐれたタンパク質食品であると共に、ビタミンA、B_1、

B_2、D、Eなど多くのビタミン、ミネラルをたっぷり含んでいますので、申し分ないといったところです。

鍋焼うどん　エビのてんぷらが入っていますので、タンパク質はとれます。かまぼこもタンパク質食品です。春菊やほうれん草には、多くのビタミンA、B_1、B_2、C、カリウム、カルシウムなどが含まれています。

焼魚定食（この場合サケ）　サケはすぐれたタンパク質食材であり、お漬物やほうれん草のおひたしには各種ビタミンが含まれます。

ミックスピザ　チーズの他にサラミやエビが使われていますので、すぐれたタンパク質をとることができます。また、ピーマンやマシュルームにはβ―カロテンが含まれます。オレンジジュースを飲むか、牛乳を飲めば、さらに栄養的に完璧となります。

ビーフシチュー　パンかライスとグリーンサラダを食べ合わせれば、申し分なしです。ビーフシチューの牛肉は、タンパク質食品ですし、具のにんじんはβ―カロテンを含みます。グリーンサラダがほうれん草であればビタミンA、B_1、B_2、Cなどがたっぷりと含まれていて、それも低血圧の方には申し分ないメニューといえましょう。

便秘
＋
おかゆ
＝
慢性

長生きするメニュー

スッキリ便秘が治る食べ方

●便秘とは、便の水分含有量が減り、硬くなって、排便困難になるため、排便回数が減り、数日に一回となるものをいいます。

●便秘は、腸内容物が結腸や直腸に長時間停滞するために起こり、水分の吸収が過剰に行われて硬便となるものです。このような状態になるのは、大腸の運動が弱まる場合と、大腸の内腔の閉塞のため腸内容物の通過が困難になる場合とがあげられます。

●大腸の運動の弱まる場合としては、

1 腸の内容量が少ない

2 水分や食物繊維が少なく、腸壁への刺激が不足して腸の運動が弱い場合

3運動不足で腸運動が減退したとき
4直腸の排便反射がうまくおこらないとき、たとえば食事時間のずれや規則的に排便しないとか、浣腸や下剤を常用したとき
5その他の生活環境の変化でも起きます。

また、先天的に腸壁の神経叢《そう》の発達の悪いヒルシスブルング病では、大腸が過度に拡張してしまって排便がありません。

●腸内腔の閉塞は、直腸ガンが最も注意を要しますが、手術後や炎症後の腸癒着《ゆちゃく》、腸捻転などでも起こります。さらに腸運動が過度に亢進しますと、痙攣性《けいれんせい》便秘または痙攣性大腸炎が起こります。

●便秘で最も多いのは常習性便秘ですので、ここでは、この場合を中心に申し上げましょう。

常習性便秘は機能的な腸の運動障害によるもので、若い頃から徐々にはじまり、慢性となるものです。遺伝によるものが多く、弛緩性《しかんせい》便秘と痙攣性便秘とに分けられます。前者が大多数を占めています。

これは腸管神経の興奮性が弱いため腸管が弛緩するもので、内臓下垂症を併発することが多いようです。また、生活環境の変化などが影響します。なかでも排便時間の不規則さ、食事中の水分や食物繊維の不足、運動不足が原因します。

痙攣性便秘はまれで、神経過敏の人に多く、過敏性大腸症候群の一つと考えられています。

●これらの治療には下剤や浣腸が対症療法として用いられますが、クセになりやすいので食事療法が最適です。

弛緩性便秘の方にすすめたくない食事

●弛緩性便秘のときは、食物繊維の多い食品を食べて腸を刺激することが大切です。おかゆ、パンがゆ、食パン、ジューサーにかけたジュース、野菜の少ないおでんや煮物（大根等）、お豆腐などやわらかい具だけの味噌汁や汁物。

●おかゆやパンがゆでは、やわらかすぎて、腸がまったく刺激を受けませんので、好ましくありません。

●先に申し上げましたが、ジューサーにかけたジュースは、食物繊維が除かれてしまうので、これも好ましくありません。
●はんぺんやスジなどのやわらかく消化のよいねり製品、お豆腐のお味噌汁も同様です。

弛緩性便秘によい食事

●食物繊維が腸を刺激してくれますので、主食はおかゆよりも、麦ごはんがよいでしょう。
●パンも、米粒粉とかライ麦パンなどといったような食物繊維をたっぷり含むものをおすすめします。
●ジュースは、ジューサーより、ミキサーにかけた方が、食物繊維がそのまままとれてよいでしょう。
●おでんには、食物繊維の多い大根やにんじん、じゃがいも、こんにゃくなどをたっぷり使いましょう。煮物にもコンニャクやたけのこ、大根、ごぼう、ぜんまい、ひじきなどをたっぷりと使うようにするとよいでしょう。

●お味噌汁や汁物には、海草やきのこを使うようにすると栄養的にも好ましいものとなります。

その他、おやつには果物を食べると、食物繊維の他に、発酵によって生じた炭酸ガスが腸を刺激することになります。炭酸飲料も同様の理由でよいでしょう。

脂肪も効果的です。

早朝空腹時に冷水、冷たい牛乳、冷たい食塩水を飲みますと、腸の運動が活発になり、これもおすすめしたいと思います。

下痢に効く食べ合わせ

下痢
＋
甘い果物
＝
悪化

便の水分含量が増した場合を下痢といいます。排便回数が増える場合が多いのですが、必ずしもそうともいいきれない場合もあります。

下痢が起こる場合として、次のような状況があります。

1 大腸のぜん動が亢進して食物の通過が速いとき
2 腸壁での水分吸収が障害されるとき
3 腸壁からの分泌が増加するとき
4 腸内容の水分が多過ぎるとき

などがありますが、多くの場合はいくつかのものが一緒になって起こります。

そして、下痢の原因疾患としては次のようなものがあります。

下痢しやすい人

1 下剤の服用

2 腸の炎症

腸炎、腸結核、潰瘍性大腸炎は腸粘膜からの分泌亢進のほか、水分の吸収障害、刺激を受けやすいためのぜん動亢進などによります。

3 胃無酸症

胃を手術後の胃性下痢は、腸内細菌叢の変化、胃内容の排泄の促進、膵液や腸液の分泌異常が原因と考えられます。

4 膵臓疾患

慢性膵炎、膵ガンでは、膵液の分泌障害で腸管内の消化、とくに脂肪の消化が障害されて脂肪便となります。

5 消化不良症

消化不良症とは、腸内の食物の消化不十分のために起こるものを総称しています。

過食、消化器の分泌障害、そしゃく不足、胃腸の運動障害などによって、消化吸収が不十分となり、未消化、未吸収の糖質やタンパク質が小腸下部や大腸に達し、そこの細菌によって分解を起こすためです。

発酵性下痢は糖質が発酵して酸やガスが発生し、その刺激で大腸のぜん動が亢進して下痢が起きます。これに酸臭があります。

腐敗性下痢はタンパク質の消化不良による場合。タンパク質の過食、炎症や腫瘍による腸からのタンパク質性分泌物の増加により起こり、悪臭があります。

6 消化不良症候群

腸管での吸収、とくに脂肪の吸収が侵されるほか、糖質、タンパク質、ミネラルやビタミンの吸収にも障害が起きるため、体重が減り、下痢、貧血、浮腫、末梢神経炎などの症状が出ますが、これらを総称していいます。

7 ショ糖不耐症、乳糖不耐症

ショ糖、乳糖を分解する腸内酵素が先天的に欠乏しているために起こるものです。

8 食物アレルギー

アレルギーを起こす食物をとることにより起こるものです。

下痢によくないメニュー

麦ごはん、全粒粉やライ麦パン、ミキサーを使ったジュース、ごぼう、たけのこ、わらび、ぜんまい、ひじきなどの煮物、わかめ、もずくの酢のもの、甘い果物、炭酸飲料など。

- 麦ごはんや全粒粉、ライ麦パンは食物繊維が多く消化がよくありません。
- ミキサーで作ったジュースは食物繊維が多いため好ましくありません。
- ごぼう、たけのこ、わらび、ぜんまい、ひじきは、硬い食物繊維が多いので好ましくありません。
- わかめやもずくも消化がよくありません。
- 果物は糖分が腸内で発酵して炭酸ガスが発生し、腸壁を刺激してよくありません。

下痢に効くメニュー

- 主食はおかゆか、やわらかめのごはんや、食物繊維の入らないパンを。
- ジュースはジューサーで作りましょう。
- 煮物は、さといも、じゃがいも、はんぺんなど消化のよいものを使いましょう。
- 酢のものは、ユバや魚など消化のよいもの。

風邪
＋
不摂生
＝
肺炎

長生きするメニュー

風邪をひいたときに効くメニュー

風邪は呼吸器疾患の一つで、上気道の急性炎症の総称で、〝風邪症候群〟ともいわれています。

●**風邪は多くのウイルスによって起こる症候群**で、ライノウイルス、パラインフルエンザウイルス、エコーウイルス、その他のウイルスが病原体としてあげられます。細菌による混合感染を起こす病状が強まり、合併症を起こします。寒さや温度の変化、気道の刺激が誘因となります。

●**潜伏期は二〜三日で、急に発病します。**発熱、頭痛、全身倦怠《けんたい》、鼻汁分泌の増加、鼻つまり、咽頭《いんとう》痛、せき、痰《たん》が主な症状で、二〜三日で治ります。

●**風邪を軽んじてはいけないのは、肺炎、腎炎、リウマチなど、種々の合併症を起こすからです。昔から〝風邪は万病のもと〟と呼ばれるゆえんはここにあります。**ことに、高齢になるにしたがい、なんでもないちょっとした風邪が命とりとなりかねませんので、油断しないことが大事です。

●**風邪をひいてしまったら、薬を飲んで、体を温めて、安静にする——、これが最上の特効薬**ですが、その前に風邪をひかない丈夫な体づくりをしておく必要があります。かくいう私も少し前、いろいろと疲労が多く、体調をくずし、すっかり風邪をひき込んでしまいましたが、考えてみればしごく当然のことです。ほとんど食事らしい食事をとっていなかったのですから。それでは栄養学に携わる者として失格であると深く反省しています。

●**ところで、あなたが強靱《きょうじん》な体力の持主になっていただくのには、体力の源であるところのタンパク質をしっかりとっていただくことが大切です。**

良質なタンパク質食品　体の中で合成されないため、食物からとらなければならない必須アミノ酸（ロイシン、イソロイシン、トリプトファン、フェニールアラニン、バリン、スレオニン、リジン、メチオニン）をバランスよく含んでいる**食品**をいいます。

アジ、アナゴ、イワシ、うなぎ、マグロ、サケ、サバ、サンマ、タラ、どじょう、ニシン、ヒラメ、フグ、マス、メバル、メルルーサ、牛肉、鶏肉、卵、大豆などがあります。

●このタンパク質食品を効率よく消化吸収するために、ビタミンB_6の助けがいります。

ビタミンB_6 一日に三〜四ミリグラム必要とされています。ふだんは三食しっかりと食べていれば、不足することはないと思いますが、含有食品は次の通りです。

酵母、レバー（牛、豚、鶏いずれでも可）、牛肉、豚肉、鶏肉、羊肉、アジ、イワシ、うなぎ、マグロ、サケ、サバ、サンマ、ニシン、卵、牛乳、脱脂粉乳、大豆はじめ豆類など。

酵母は、お味噌汁やチーズ、納豆、漬物など発酵食品に含まれています。

そして、風邪のウイルスがあなたの体にとりつかないため、喉などの粘膜を強化す

ビタミンAの多い食品

食品名	含有量	食品名	含有量
鳥レバー	14000	あなご	500
豚レバー	13000	卵黄	470
あんこう肝	8300	クリーム	390
やつめうなぎ	8200	からすみ	350
うなぎ	2400	うずら卵	350
ほたるいか	1500	いくら	330
牛レバー	1100	エダムチーズ	250
フォアグラ	1000	カマンベールチーズ	240
無塩バター	790	パルメザンチーズ	240

2015年食品成分表より作成（単位 μg/100g）

β—カロテンを多く含む食品

食品名	含有量	食品名	含有量
ほしのり	43000	モロヘイヤ（ゆで）	6600
味付けのり	32000	バジル	6300
抹茶	29000	よもぎ	6000
いわのり	28000	ほうれん草（ゆで）	5400
焼きのり	27000	あしたば	5300
シソの葉	11000	しゅんぎく（ゆで）	5300
にんじん	9100	大根の葉（ゆで）	4400
とうがらし	7700	ほしひじき	3300
パセリ	7400		

2015年食品成分表より作成（単位 μg/100g）

ることもまた大切です。

●これにはビタミンAおよびβ―カロテンを必要とします。

ビタミンA・β―カロテン　レバー（鶏、豚、牛の順に多い）、やつめうなぎ、抹茶、とうがらし、マーガリン、うなぎ、ホタルイカ、しその葉、パセリ、にんじん、あしたば、春菊、小松菜、にら、おかひじき、ほうれん草など。

実際の食べ方に入るのですか、あなたは次のような食べ方をしていないでしょうか。

悪いメニュー

❶パンにクラムチャウダーにレタスのサラダ。
❷ごはんにホタルイカの煮物、ほうれん草のおひたし、わかめとねぎのお味噌汁。
❸マシュルームのスパゲティと、フルーツサラダ。
❹もりそばのみ。

よいメニュー

①クラムチャウダーのはまぐりにタンパク質が、牛乳にビタミンB_6が含まれていますが、レタスのサラダではビタミンAがとれませんので、ほうれん草かにんじんのサラダが好ましいでしょう。

②イカとほうれん草で、タンパク質とビタミンA（β—カロテン）はとれていますが、ビタミンB_6が足りませんので、煮豆などを加えるとよいでしょう。

③タンパク質、ビタミンA、B_6とも不足ですので、スパゲティミートボールにグリーンサラダに牛乳、とされるとよいでしょう。

④もりそばでは糖質のみなので、のりがかかっている〝ざるそば〟にするとビタミンA（β—カロテン）がとれます。それに生卵をつければ、タンパク質とビタミンB_6がとれることになります。

はまぐりも、ホタルイカはあまりタンパク価が高くないので、ヨーグルトなどをデザートとして加えれば、完璧となります。

ストレス
＋
亜鉛不足
＝
ハゲ

長生きするメニュー

髪がみるみる甦る食事

髪の毛ほど思うようにならないものはありません。鏡を見ながら、だんだん薄くなっていくわが頭を見て、ため息をついている方も多いのではないでしょうか。

こんな悩みをもっておられる方に朗報があります。

●亜鉛です。抜け毛の原因と考えられるのは、ストレス、頭蓋骨の発達にともなって起こる頭皮の緊張（引っ張られること）による血行障害、ホルモン不足、遺伝、そして亜鉛不足です。

亜鉛がいかに大切かを説明する前に、脱毛の原因について説明しておきましょう。

ストレス ストレスはさまざまな病気の引き金になることはよく知られていますが、髪の毛もその犠牲者の一人といえます。ストレスによって神経が非常に高ぶり、血行障害が起こります。

血行障害 もし、頭髪部分で血のめぐりが悪くなれば、行き渡るはずの栄養が髪の毛に届かなくなります。栄養を失った髪の毛は、やせた土壌に育った植物同様に枯れてしまうわけです。

血行障害が起こるのはストレスばかりではありません。頭皮が緊張するということも同じ理屈です。

頭皮緊張 アメリカのハワード大学の解剖学者シャートン・ヤング博士の説ですが、サルによる実験が報告されています。ちょっとばかり残酷な実験ですが、サルの頭の皮をだ円形に切り取って、それをおおい隠すように残りの皮を引っ張って縫い合わせます。すると、この頭の皮がつっ張った部分から脱毛しはじめ、全部抜け落ちてしまったそうです。もちろん、その後も毛ははえてこなかったとのことです。

頭蓋骨発達説 男性に比べ、女性にハゲが少ないのは、なぜだとお思いでしょうか。頭蓋骨の発達の具合がちがうのです。女性の場合、頭蓋骨の発達は二二歳から二六歳で止まってしまいます。

ところが男性の頭蓋骨は、なんと四〇歳まで発達するそうです。この頭蓋骨の発達に対して、頭皮の成長が遅れると、当然頭の皮はパンパンに張った状態になります。その結果、血のめぐりが悪くなり、髪の毛が抜ける、というものです。

ホルモン　男性、女性でハゲやすい、ハゲにくいは、ホルモンの影響もあります。男性ホルモン、女性ホルモンが髪の毛と関係があるのです。

男性ホルモン、女性ホルモンのバランスがよければ、ハゲる可能性は少なくなります。ところが男性ホルモンが多ければハゲてくるのです。ハゲている人があぶらぎっていていかにもたくましいのは、男性ホルモンの影響でもあるのです。

脱毛は全身に及ぶのですが、まつ毛まで抜けるそうです。

さて、本題の亜鉛に入りましょう。

具体的なデータで申し上げましょう。髪の毛一キログラムに含まれている無機質の量には次のようなものがあります。

亜鉛は四二〇・〇ミリグラムから一一六・〇ミリグラム、鉄分は一七〇・三ミリグラムから一二六・〇ミリグラム、銅は一〇八・〇ミリグラムから二八・〇ミリグラム、マンガンは四六・〇ミリグラムから二五・〇ミリグラム、アルミニウムは三六・〇ミリグラムから二六・〇ミリグラム、鉛は二三四・〇ミリグラムが含まれています。

亜鉛が髪の毛にとって、重要な働きをしていることが予測できます。

なぜかという理由は、おそらく、髪の毛の角質化に、亜鉛が必要ではないかと考えられているからです。

亜鉛を多く含む食品 **かき、にぼし、かに、干だら、めざし、干しエビ、たいら貝、わかさぎ、タコ、フグ、しらすぼし、エビ、卵黄、牛肉、豚肉、パセリ、かぶの葉などがあります。**

このように、魚介類を中心とした動物性食品に多いのがわかります。

亜鉛は吸収が悪く、ビタミンCとタンパク質の助けを必要とします。

ビタミンC **アセロラ、ゆずの皮、赤ピーマン、パセリ、芽キャベツ、ケール、青ピーマン、ニガウリ、柿、キウイフルーツ、いちご、のびる、ブロッコリー、カリフ**

ラワー、レモン、ししとうがらし、かぶの葉、かいわれ大根、さやえんどう、はっさくなどに含まれます。

タンパク質 アジ、アナゴ、イワシ、マグロ、うなぎ、サケ、サバ、サンマ、タラ、どじょう、ニシン、ヒラメ、フグ、マス、メバル、メルルーサ、牛肉、鶏肉、卵、大豆に多く含まれています。

悪いメニュー

❶干しだらだけを煮物にして食べる。
❷わかさぎだけをフライにする。
❸フグ刺しだけを食べる。
❹しらす干しをおろし大根だけで食べる。

●あなたは、せっかくの亜鉛を含む食品をとるのですから、必ず、ビタミンCとタンパク質を含む食品と食べ合わせるようにしましょう。

よいメニュー

①干しダラは、やわらかくしたものをしその葉で巻いて揚げれば、ビタミンCが補えます。タンパク質はタラ自身に含まれています。

②わかさぎには、にんじんをたっぷり添えた南蛮漬けはいかがでしょう。ビタミンCが補足され、わかさぎ自身がタンパク質を所有していますのでパーフェクトとなります。

③フグ刺しには、つまとして、しその葉を添えれば、ビタミンCがとれます。フグのタンパク質と協力し合って亜鉛の吸収を助けることになります。

④〝しらすおろし〟には、ビタミンCを含むほうれんそうのおひたしをどうぞ。しらす自身はすぐれたタンパク質食品です。

マグロ
＋
お酒
＝
頭痛

長生きするメニュー

頭痛を和らげる食べ合わせ

秘かに偏頭痛に悩まされている人は結構いるようです。俗にいうところの〝頭痛持ち〟です。

原因はいろいろです。ストレスや不安や心配事……などなど。

病気というほどの病気ではありませんが、当の本人にとっては、かなり辛いものです。何をやっていても楽しくなく、仕事も思うように集中できないということで、一日が実に不快なものとなるわけです。

医師の指示を受けて薬を飲まれるのがよいと思いますが、長期であれば、食べ物も考えなければなりません。

「頭痛と食べものなんか、あまり関係あるとは思えないけど……」

とおっしゃらないでください。関係は充分あるのですから。

●頭痛には、ナイアシンと、グルタミン酸の不足が関わっています。
●ナイアシンとは、水溶性のビタミンB群の一つです。必須アミノ酸のトリプトファンから、体の中で合成されます。ただし、トリプトファンが充分ある場合の話ですが。
●また、体の中にビタミンB_1、B_2、B_6が不足している場合も、トリプトファンからナイアシンを作ることはできません。
●ナイアシンは不足すると、人間の性格を悪い方へ変える場合があるということで、推奨量一日成人男子一五㎎、成人女子一二㎎必要といわれています。
●コーチゾン、チロキシン、インシュリンと共に性ホルモンの合成にも欠かせません。
●胃腸障害を和らげるなど、消化器系の健康を促進させます。下痢を軽くする働きもあります。そして、偏頭痛を防いだり、痛みを和らげたりする働きがあります。

ナイアシンを多く含む食品　レバー（牛、豚、鶏いずれも可）、赤身の肉、無精製小麦製品、ビール酵母、腎臓、小麦胚芽、魚類、卵、ピーナツ、鶏の白身、アボカド、イチジク、プルーンなどがあります。

ナイアシンが効果的に働くのに必要なビタミンB_1

強化米、小麦胚芽、豚肉、焼きのり、ゴマ、ブラジルナッツ、やつめうなぎ、落花生、大豆、こんぶ、きな粉、すっぽん肉、うなぎ、いのしし肉、鶏レバーなど。

ナイアシンが効果的に働くのに必要なビタミンB_2

やつめうなぎ、強化米、豚レバー、干しのり、牛レバー、鶏レバー、干ししいたけ、抹茶、とうがらし果実、干しさつまいも、アーモンド、全粒乳など。

ビタミンB_6

酵母、レバー、牛肉、豚肉、鶏肉、魚類、牛乳、脱脂粉豆、大豆など。

グルタミン酸

ナイアシンと並ぶ頭痛に効果ある成分ですが、タンパク質の一種で、脳に最も多いアミノ酸です。脳の興奮を司《つかさど》り、脳に快活な活動性を与えます。脳のホメオスタシスを保つ働きがあるなど、さまざまな役目をします。

多く含む食品は、ふ、ゆば、凍り豆腐、かつおぶし、脱脂粉乳、大豆、落花生、くるみ、ゴマ、そら豆、チーズ、強力粉、小豆、ささげ、キワダマグロ、カジキマグロ、マグロ赤身、タラ、いんげん豆、豆みそ、ヒラメなどです。

ナイアシン、グルタミン酸を含む食品を上手に食べ合わせるとよいのですが、ナイアシンを含む食品を食べるときは、次のようなことは避けていただきたいと思います。

頭痛によくないメニュー

❶牛肉を食べた後、睡眠薬を飲む。
❷マグロを食べながらお酒を飲む。
❸レバーを血抜きするため長時間つけておく。
❹チキン入りスープのチキンだけ食べる。

❶ナイアシンの効果が半減してしまうからです。
❷アルコールもナイアシンの効果を失わせてしまいますので避けた方がいいのです。
❸ナイアシンは水溶性ですので、なるべく短時間ですませるように。
❹スープは飲むようにした方がよいでしょう。スープの中に多くのナイアシンが溶け込んでいますので。

いつも元気な人は何を食べているのか

著　者　白　鳥　早　奈　英
発行者　真　船　美　保　子
発行所　ＫＫロングセラーズ
〒169-0075　東京都新宿区高田馬場2-1-2
電　話　03-3204-5161(代)
http://www.kklong.co.jp

印刷　暁印刷　　　製本　難波製本

ISBN978-4-8454-0975-4
Printed in Japan 2016